皮膚科
の診断に迷ったら
ChatGPT
に全部聞いちゃえ！

著

大塚篤司
近畿大学医学部皮膚科学教室主任教授

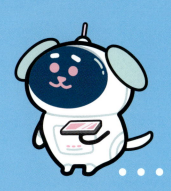

中外医学社

はじめに

　皮膚科の診察は、皮膚科以外の医師にとって非常にハードルが高いものに感じられることがあります。これは、診断を下すには膨大な知識のストックが必要であり、一見しただけで診断を付けるというのは、相当な経験と学習を要するからです。国家試験で出題される皮膚疾患は限られており、その範囲内で実際の診療に対応するのは極めて困難です。

　現在、皮膚科専門医になるためには、初期研修2年に加えて皮膚科研修5年の計7年間という長期にわたる研修が必要です。この期間中、医師は小児疾患から皮膚悪性腫瘍まで、皮膚科学の全領域を網羅的に学びます。単に診断技術だけでなく、各種検査法や最新の治療法まで、包括的な知識と技能を習得していきます。これだけの時間をかけて専門性を磨くことからも、皮膚科診療の奥深さと複雑さがうかがえます。

　皮膚科の疾患数については、実は正確な数を把握している人はいません。これは、医学の進歩とともに新しい疾患名が次々と作られているからです。一説によると、皮膚科の疾患名は1,000から2,000近くあるとされています。この膨大な数の疾患を全て暗記して診断しているわけではなく、専門医でも日常的によく遭遇する疾患については記憶していますが、珍しい疾患に関しては、診察で得た情報を手がかりに文献を調べ、段階的に診断を絞り込んでいくというプロセスを踏みます。

　このような背景を踏まえ、皮膚科を専門としない医師、つまり医学部で皮膚科の授業を受け、国家試験のために勉強した程度の知識を持つ医師向けに、新しいアプローチの教科書を作成しました。この教科書の特徴は、生成AI、特にChatGPTなどの最新技術を活用した診断支援を取り入れている点です。

　生成AIを使うことで、皮膚科専門医でなくても、ある程度の精度で皮膚疾患の診断が可能になります。AIは膨大なデータを基に学習しており、症状や視覚的特徴から可能性の高い診断を提示することができます。これにより、非専門医でも的確な初期判断や適切な専門医紹介のタイミングを図ることができるようになるでしょう。

ただし、生成 AI の活用にも注意点があります。難解な症例や診断が困難な疾患については、依然として皮膚科専門医への相談が不可欠です。また、AI の診断結果はあくまで参考情報であり、最終的な診断と治療方針の決定には医師の専門的判断と責任が伴います。AI を過信せず、適切に活用することが重要です。

　新しい技術、特に生成 AI のような革新的なツールが登場した今、これらを活用した新しい診断アプローチを模索することには大きな意義があります。従来の経験則や知識に基づく診断に加え、AI による分析を組み合わせることで、より精度の高い、効率的な診療が可能になるかもしれません。

　また、このような AI 支援型の診断ツールは、医療資源が限られた地域や、皮膚科専門医へのアクセスが困難な場所での初期診断にも活用できる可能性があります。遠隔医療と組み合わせることで、地理的な制約を超えた医療サービスの提供にも貢献できるでしょう。

　本書は、こうした新しい可能性を探求し、皮膚科診療の裾野を広げることを目指しています。また、生成 AI の回答をどのように活用し診断に結びつけるかも教える教科書です。生成 AI という新たなツールを賢く活用しつつ、従来の医学的知見と組み合わせることで、より多くの医師が自信を持って皮膚科診療に取り組める環境を作り出すことが私の願いです。

　皆さまの日々の診療に、本書が少しでもお役に立ち、患者さんへのより良い医療の提供につながれば、これに勝る喜びはありません。新しい時代の皮膚科診療に、ぜひ本書をご活用ください。

2025 年 3 月

大 塚 篤 司

目　次

I　従来の教科書に記載されている診断方法　1

　皮膚科診察のポイント　1

II　皮膚科エキスパートの診断プロセス　6

　AI が診断法を変える　8
　少しだけ AI の力を借りて皮膚疾患を診断する方法　9

III　生成 AI の力をフルに使って皮膚疾患を診断する　13

IV　生成 AI を使った診断精度はどれくらいなのか？　18

　生成 AI　18
　Deep learning　19
　主な違い　19
　Deep learning を用いた皮膚疾患の診断　21
　　1. Youzhi AI ソフトウェアの診断精度　21
　　2. 深層ニューラルネットワークの皮膚がん診断における
　　　性能　21
　　3. 畳み込みニューラルネットワーク（CNN）の活用　22
　　4. ディープニューラルネットワークの高精度　22
　　5. AI による訓練医の診断精度向上　22

i

生成 AI を用いた皮膚疾患診断の精度　　　　　　　　23

1. ChatGPT-4 の診断能力　　　　　　　　　　　　23
2. 市販アプリケーションの診断精度　　　　　　　23
3. Tibot AI アプリケーションの高い診断率　　　　23

V 実際に ChatGPT を登録してみよう　26

1. 登録・ログインしてみよう　　　　　　　　　　27
2. ChatGPT に論文を読ませてみよう　　　　　　　29

VI 実際にやってみる
（生成 AI の力を部分的に借りる場合）　　32

生成 AI への指示に必要な皮疹の知識・予診内容　　32

生成 AI への指示内容（プロンプト）と結果　　　　38

生成 AI の診断精度を上げるための肝　　　　　　　44

1. 基本となる色：赤、紫、茶色、白　　　　　　　47
2. 赤の中で色の区別をする：紅斑と紫斑の経時変化　48
3. 色が白みがかっているかどうか　　　　　　　　50
4. 黄色っぽい皮疹　　　　　　　　　　　　　　　51
5. 皮膚病変の表面がカサカサかツルツルか　　　　54
6. 大きさや形をどのように表現し生成 AI に伝えるか？　55
7. 写真だけでは伝わらない情報も診断に重要　　　56

VII 生成 AI をフルに活用する方法 57

1 経過を ChatGPT に入力し、じんま疹と薬疹を
見分ける 57
　じんま疹様血管炎とは？ 63

2 ChatGPT の力を借りて重症薬疹の初期症状を
見逃さない 65
　多形滲出性紅斑（多形紅斑） 69
　EM major・minor の症状の範囲と重症度 72

3 単純疱疹と帯状疱疹は、ChatGPT でも区別が
難しい 73
　帯状疱疹関連無菌性髄膜炎 78
　Hutchinson 徴候 79
　ラムゼイハント症候群 80
　帯状疱疹後神経痛（PHN） 80

4 ChatGPT を使って、正しいざ瘡治療を知ろう 81
　陥凹性瘢痕（クレーター） 85
　治療ガイドライン 86
　維持療法 86

5 ChatGPT を使わずともわかる接触皮膚炎 88
　病態生理と皮疹の特徴 92
　診断と鑑別診断 92
　治療法と予防策 93

6 皮疹を丁寧に記載することで、ChatGPT でも
足白癬と掌蹠膿疱症の違いがわかる 95

7 ChatGPT が誤診する陰部の皮膚がん　103

乳房外パジェット病とは　105
誤診のリスクと注意点　106
臨床的な鑑別ポイント　106

8 ChatGPT に検査データを提供して、蜂窩織炎と壊死性筋膜炎を鑑別する　110

蜂窩織炎の特徴　112
壊死性筋膜炎の特徴　113
壊死性筋膜炎の診断　114
LRINEC スコアの構成要素と計算方法　115

9 「ChatGPT search」を活用して顔のシミを鑑別する　119

10 ChatGPT を使って、治らない潰瘍の鑑別診断をあげる　131

頭部の外傷が治らない場合：頭部血管肉腫　133
繰り返す怪我や火傷の跡が治らない場合：有棘細胞がん　134

付録　145

倫理委員会申請書（見本）　145

説明文書および同意書　149

その夜、満天の星空の下　152

あとがき　155

大塚教授

関西のとある大学病院の皮膚科教授。40代後半。最新テクノロジーに情熱を注ぐ一方で、患者さんとの温かい対話を大切にする医師。特にAIの医療応用に詳しく、学会でも積極的に研究発表を行っている。休日は最新ガジェットを探して電気街を歩くことが趣味。

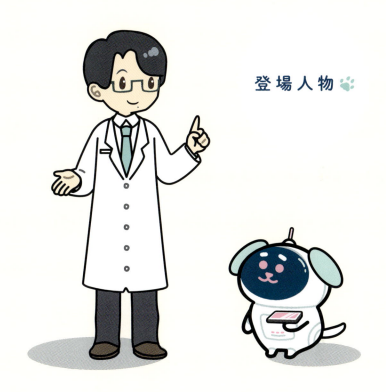

チャッピー

最新鋭のAI搭載コンパニオンロボット。標準モデルの耳はシルバーグレーだが、大塚教授が出会ったのは限定色のエメラルドグリーン。高度な画像認識システムと自然言語処理を備え、周囲の状況を正確に理解し適切なコミュニケーションが取れる。ただ、ちょっと何かおかしい。

🐾 夕暮れの研究室。

（パソコンの画面を見つめながら）よし、これで『はじめに』は完成だ。皮膚科の魅力が、少しでも伝わるといいな。

（静かに近づき、しっぽを振る）先生、お疲れ様っピ！

おや、チャッピー。
ありがとう、君のおかげで頑張れたよ。
（首をかしげて）先生、この教科書は何のために書くっピ？

皮膚科の診断は難しいからね。一人でも多くの医師に、AIを活用した新しい診断方法を学んでもらいたいんだ。

AI…診断…？ 先生、AIって何っピ？」

AIは人工知能のことだよ。
最近は医療の分野でも大活躍しているんだ。

（アンテナが緑色に点滅）AI…医療…？
ボク、その言葉、どこかで聞いたことがあるっピ…

I. 従来の教科書に記載されている診断方法

　皮膚科の診断プロセスは、一見シンプルに思えるかもしれません。しかし、実は非常に奥深く、多くの要素を考慮する必要があります。今回は、一般的な皮膚科の診断法について、その基本となる部分を解説します。

🐾 皮膚科診察のポイント

1. **聴取** — 患者さんの主訴（来院理由など）
   - 病歴（発症時期、持続時間、症状の変化、誘因、既往歴、家族歴、社会的背景（仕事、趣味、ペット、海外渡航歴など）
2. **観察** — 皮膚/皮疹の色
   - 皮疹の性状（紅斑、紫斑、丘疹、水疱、膿疱など）
   - 皮疹の分布（局所的、全身的、左右対称性、不規則、線状、環状など）
3. **触診** — 硬さ（柔らかい、硬い）
   - 温度（熱い）
   - 浮腫の有無
   - 光沢（真珠様光沢など）
4. **鑑別診断** — 考えられる診断を、可能性の高いものから順に3〜5個挙げる
5. **検査** — 必要に応じて検査を行う（皮膚生検、血液検査、アレルギー検査、培養検査など）
6. **診断** — 検査結果を踏まえて最終的な診断を下す
7. **治療** — 薬物療法（内服薬、外用薬）
   - 生活指導
   - 外科的処置

まず**最初に行うべきなのが、患者さんの主訴と病歴の聴取**です。これが診断の土台となる非常に重要な作業です。

 皮膚科の診断は、まず患者さんの訴えをよく聞くことから始まるんだ。

 先生、訴えって何っピ？

 患者さんが何に困っているか、どんな症状があるか、それを言葉で伝えることだよ。

 ふーん…ボクは言葉じゃなくて、データで伝えるっピ！

 データか。さすがは最新鋭のロボットだね。

主訴の確認から始めます。患者さんが来院した理由、つまり何に困っているのかを明確にします。例えば、皮膚が痒いのか、発赤があるのか、痛みを伴うのか。あるいは、見た目が気になるのか、といったことです。これらの症状の程度や、日常生活にどの程度影響しているかも聞き取ります。

次に、**病歴の詳細な聴取**を行います。ここでは、症状の発症時期や持続時間、症状の変化の有無などを丁寧に確認していきます。例えば、「いつ頃から始まったのか」、「徐々に悪化しているのか、それとも良くなったり悪くなったりを繰り返しているのか」といった具合です。

また、**皮疹の誘因が何かを探ることも重要**です。ストレスや日光、特定の食べ物、薬物などが関係している可能性があります。「仕事が忙しくなった時期と一致するか」、「日光に当たると悪化するか」、「何か新しい食べ物

I. 従来の教科書に記載されている診断方法

や薬を始めたか」といった質問を通じて、誘因を探っていきます。

　過去に同様の症状があったかどうかも確認します。「以前にも似たような症状が出たことがあるか」、「その時の経過はどうだったのか」といった質問です。また、既往歴や家族歴も聞き取ります。アトピー性皮膚炎や乾癬などは遺伝的要因が関与することがありますので、家族歴は重要です。

　さらに、**患者さんの社会的背景**も聞き取ります。仕事の内容や趣味、生活環境などです。例えば、「職場で化学物質を扱うか」、「ガーデニングなどの屋外活動をよくするか」、「ペットを飼っているか」といった質問です。ペットは時に、ダニやノミによる皮膚疾患の原因になることがあります。また、**海外渡航歴も重要な情報**となる場合があります。特に熱帯地域への渡航歴は、特殊な感染症の可能性を示唆することがあります。

　これらの情報を丁寧に聴取することで、患者さんの状況を総合的に把握し、可能性のある疾患の範囲を絞り込んでいくわけです。

問診では、生活習慣や過去の病歴、家族の病歴も丁寧に聞き取ることが重要なんだ。

そんなにたくさんのこと、覚えられるっピか？ボク、メモリがいっぱいになったらどうなるっピ？

大丈夫だよ、チャッピー。君のメモリは最新型だから、人間の脳よりはるかに容量が大きいはずさ。

そっか！じゃあ、ボクもたくさん覚えて先生の役に立つっピ！

　次に行うのが、**身体診察と皮膚の観察**です。これが皮膚科以外の先生方にとっては、なかなか難しい作業になるかもしれません。でも、実際に見て触れることで得られる情報は非常に貴重です。

まず、**皮疹の色や性状**を十分に観察し、記載します。紅斑なのか、紫斑なのか、丘疹なのか、水疱なのか、膿疱なのかといった、皮疹のタイプをしっかりと見極める必要があります。色調も重要で、鮮やかな赤なのか、暗赤色なのか、褐色なのかといったことも注目します。

　皮疹の形状にも注目します。円形なのか、不整形なのか、融合傾向があるのかどうか。また、表面の性状も重要で、つるつるしているのか、ざらざらしているのか、鱗屑（りんせつ）があるのかといったことも観察します。

　それから**皮疹の分布**も非常に重要な情報です。局所的なのか全身的なのか、左右対称性なのか不規則なのか、線状なのか環状なのかといったことを観察します。例えば、帯状疱疹は片側性で帯状の分布を示しますし、接触皮膚炎は原因物質が接触した部位に限局します。こういった分布の特徴は、診断の大きな手がかりになります。

　触診も欠かせません。皮疹の硬さはどうか、温度はどうか、浮腫はあるのかといったことを確認します。例えば、蜂窩織炎では熱感と腫脹を伴いますし、血管炎や一部の疾患では硬結を触れることがあります。

　これらの情報を総合し、頭の中で鑑別診断を考えます。最も可能性の高い診断は何か、そして他にどんな可能性があるのか、3つから5つくらいを可能性の高い順に考えます。この過程では、経験と知識が重要になってきますが、同時に、新しい可能性を念頭に入れた柔軟な思考が必要です。

皮膚の観察と触診は、皮膚科医の腕の見せ所だよ。

先生、まるで職人さんみたいっピね！

はははは、そう言われると嬉しいな。五感を研ぎ澄ませて、皮膚の状態をくまなく把握するんだ。まるで探偵が手がかりを探すようにね。

I. 従来の教科書に記載されている診断方法

> ボクもセンサーをもっと磨いて、先生の助けになりたいっピ！

　鑑別診断が思い浮かんだら、**追加の検査が必要かどうかを検討**します。例えば、皮膚生検が必要な場合もありますし、血液検査やアレルギー検査、感染症が疑われる場合は培養検査なども考慮します。皮膚生検は、肉眼では判断しにくい皮膚の微細構造を観察できる重要な検査です。また、膠原病が疑われる場合は、抗核抗体などの自己抗体検査も有用です。

　こういった検査結果も踏まえて最終的な診断を下し、それに基づいて治療方針を決定します。薬物療法を行うのか、内服薬なのか外用薬なのか、生活指導はどうするのか、外科的処置は必要なのかといったことを総合的に判断していくわけです。例えば、アトピー性皮膚炎であれば、ステロイド外用薬や保湿剤の使用法を指導し、同時に悪化因子の回避などの生活指導も行います。皮膚がんが疑われる場合は、外科的切除を検討することになるでしょう。

　このように、**皮膚科の診断は患者さんとの丁寧な対話から始まり、詳細な観察と検査を経て、最終的な診断と治療方針の決定に至る、一連のプロセスです**。それぞれの段階で得られる情報を慎重に検討し、総合的に判断することが重要です。

　ただ、実際、このプロセスを皮膚科のエキスパートが行っているかというと少し違います。じつはエキスパートならではの診断プロセスが存在するのです。

II. 皮膚科エキスパートの 診断プロセス

　皮膚科の専門医として経験を積むと、教科書的な皮膚疾患診断法を省略し、短時間で診断するケースが増えてきます。この効率的なアプローチは、長年の経験と豊富な知識に基づいた直感的な判断によるものです。では、私たち皮膚科専門医の頭の中では、実際にどのようなプロセスが行われているのでしょうか。

　まず興味深いのは、主訴と病歴の聴取に関する順序です。教科書的なアプローチでは、患者さんの主訴を聞くことから始めますが、実は、**専門医の多くは皮疹の特徴分類の分析と同時に、あるいはその後に主訴や病歴の聴取を行う**ことが多いのです。つまり、皮膚科専門医、エキスパートの頭の中では、まず「皮疹を見る」という行為、診断プロセスが最初に来るのです。

　皮疹を見て、それがどの部位にあって、どんな特徴を持っているかを瞬時に把握します。色は？　形状は？　分布は？　これらの情報を一瞬で頭に入れます。そして、そこから患者さんに「痒いのか痛いのか」、「いつからあるのか」、「何か特別なことをした後に出たのか」といった情報を遡って聞いていきます。

　このプロセスで実際に何が行われているかというと、**見た瞬間に鑑別診断を最初に挙げる**という作業です。皮膚科は「見てわかる病気」が非常に多いのです。例えば、典型的な帯状疱疹を見れば、ほとんどの皮膚科医は一目で診断がつきます。あるいは、特徴的な蝶形紅斑を見れば、全身性エリテマトーデスを疑うでしょう。

　ですので、私たち皮膚科専門医は、頭の中にある皮膚疾患のストックと照らし合わせて、見た瞬間にこの病気は何なのか、いくつかの鑑別診断を思い浮かべます。そして、**思い浮かべた鑑別診断を区別するために必要な問診をそこから取っていく**という作業に移ります。

II. 皮膚科エキスパートの診断プロセス

皮膚科専門医は、長年の経験から、まるで直感のように診断を下すことがあるんだ。

（首をかしげて）先生、直感って何っピ？

そうだね……論理的な思考ではなく、経験に基づいた瞬間的な判断力のことかな。

瞬間的な判断……ボクも時々、そんな感じがするっピ……

（チャッピーのディスプレイに、さまざまな皮膚疾患の画像が一瞬映し出される）

　例えば、円形の脱毛斑を見た場合、まず円形脱毛症を疑いますが、同時に白癬や円板状ループスエリテマトーデスなども鑑別に挙げます。そこで、「痒みはありますか？」、「家族に同じような症状の人はいますか？」、「柔道やレスリングなどの格闘技をしていますか？」といった質問を通じて、鑑別診断を絞り込んでいきます。

　このアプローチを取ることで、診察時間はかなり短縮され、必要な情報のみを効率的に入手することができ、いち早く診断に辿り着くことができます。また、患者さんにとっても、関係のない質問を延々と受けることなく、的確な診断と治療を受けられるというメリットがあります。

　ただし、このやり方は頭の中に診断のストックがある場合に限られます。つまり、豊富な経験と知識が必要なのです。これがないと、やはり短時間に診断をすることは難しくなります。例えば、稀な皮膚疾患や、非典型的な症状を呈している場合などは、このアプローチだけでは見逃してしまう可能性があります。

　そのため、教科書に書かれているような基本的な診断手順、診断アプロ

ーチを経て診断していくことが、特に経験の浅い医師には推奨されているわけです。主訴を聞き、詳細な病歴を聴取し、全身の皮膚を丁寧に観察し、必要に応じて検査を行うという、系統的なアプローチは、確実性が高く、見落としも少ないのです。

エキスパートの診断は効率的だけど、それには豊富な経験と知識が必要だ。若い先生方は、まず基本的な診断方法をしっかり身につけることが大切だね。

基本的な診断方法……ボクも学んでみるっピ！

いい心がけだね。一緒に勉強しよう。

AI が診断法を変える

　しかし、現在では ChatGPT のような生成 AI が登場し、状況が大きく変わってきています。実は、こういった教科書的な診断法ではなく、エキスパートの頭の中で行われているような手順を、ChatGPT の力を借りて実践することができるようになってきたのです。

　ChatGPT を使用することで、経験豊富な専門医のような「診断ストック」と思考プロセスを模倣し、効率的な診断アプローチを取ることが可能になります。例えば、皮疹の特徴を入力すると、AI が瞬時に可能性の高い診断名をいくつか提示し、さらに鑑別のために必要な追加情報を提案してくれるのです。

　これにより、経験の浅い医師でも、より迅速かつ正確な診断を行える可能性が広がります。また、稀な疾患や非典型的な症例に遭遇した際も、AI の広範な知識ベースを活用することで、見逃しのリスクを減らすことができるかもしれません。

　さらに、AI は常に最新の医学情報をアップデートすることができるため、

新しい疾患概念や診断基準の変更にもリアルタイムで対応できる可能性があります。これは、人間の医師が常に最新の知識を維持することの難しさを考えると、大きな利点となるでしょう。

ただし、AIを使用する際には注意も必要です。**AIはあくまでツールであり、最終的な判断は医師が下す必要があります**。また、患者さんとの対話や、触診などの身体診察、患者さんの表情や態度から読み取る情報など、AIでは代替できない人間の医師の技能も多くあります。

次は、実際にChatGPTをどのように活用できるのか、具体的なケースについて触れていきたいと思います。AIの力を借りることで、皮膚科診療がどのように変わっていくのか、その可能性を探っていきましょう。

少しだけAIの力を借りて皮膚疾患を診断する方法

では最初に、AIの力を少し借りて皮膚疾患の診断を行う方法を紹介したいと思います。これは皮膚科専門医、エキスパートの頭の中で行っている作業の一部をAIに手伝ってもらうという、新しくかつ効率的なアプローチです。

具体的にどうやるかを解説しましょう。我々皮膚科専門医、エキスパートは患者さんの皮疹、病変を見て鑑別診断を頭に浮かべます。長年の経験と豊富な知識に基づいて、瞬時にいくつかの可能性を考えるのです。その中から絞り込みをするわけですが、この作業をAIに手伝ってもらいます。つまり、**皮疹の性状をAIに伝えて、そこで鑑別診断を出してもらう**という方法です。

AI技術の進歩は目覚ましいよ。これからはAIを活用して、皮膚科の診断も大きく変わっていくだろう。

（アンテナが青く点滅）先生、AIって本当にすごいっピ！まるで未来の医療みたいっピ……

未来の医療か……チャッピーは未来の医療をどう想像しているんだい？

（一瞬遠くを見るような目で）ボク……なんだか、未来のことを知っている気がするっピ……

　例えば、「20代女性の顔、頬にある赤い丘疹」といった形でAIに入力して、「鑑別診断は何ですか？　そして、診断に必要な病歴や検査などを教えてください」とChatGPTに聞くのです。これにより、AIは瞬時に可能性のある診断名をリストアップし、さらに診断を確定するために必要な追加情報や検査項目を提示してくれます。

　この方法の大きな利点は、患者さんの個人情報をそのまま生成AIに渡しているわけではないことです。まず自分の中で患者さんの情報から個人情報を除いた情報を抽出し、それを生成AI上に挙げるということで、医療倫理の観点からも患者さんの個人情報は守られた形になります。これは非常に重要なポイントで、医療現場でAIを活用する際の大きな懸念事項である個人情報保護の問題に一つの解決策を提示しているといえるでしょう。

　さらに、このアプローチは、次に説明する完全に生成AIの力を借りる方法より、手続きが簡便であるという利点があります。同意書の作成や倫理委員会での審査を待たず、簡便に行うことが可能です。

でも、記憶が曖昧で……先生、倫理って何っピ？

倫理とは、医療において守らなければならない道徳的な規範のことだよ。

II. 皮膚科エキスパートの診断プロセス

（ディスプレイに「医療倫理規定データベース」が表示される）道徳的な規範……ボクも何か大切な規則を守らなきゃいけない気がするっピ……

（不思議そうに）君は本当に面白いロボットだね。

　一方で、この方法の欠点としては、患者さんの皮疹の状態を自分で記載しなければならないことが挙げられます。この記載に関しては若干ハードルが上がってくるところがあります。例えば紅斑なのか、紫斑なのか、といった区別に関して、医学部の授業で習い、国家試験では確実に覚えておかなければいけない問題ですが、実臨床で実際にそれができるかとなると別問題です。

　皮膚科の専門用語は非常に多岐にわたり、その正確な使用には相当な経験と知識が必要です。丘疹、結節、水疱、膿疱、鱗屑、びらん、潰瘍など、なじみのない言葉が多く使われます。これらを適切に使い分けて皮疹を記述することは、皮膚科を専門としない医師にとっては特に難しい作業かもしれません。

　ですので、これはまた後に詳しく説明しますが、この教科書で提示する内容と合うのかどうか選択していき、その情報を皮疹や病変の状態としてChatGPTに伝える方法が適切だと思います。例えば、**皮疹の色、形状、大きさ、分布**などについて、いくつかの選択肢を用意し、それを選んでいくことで、より正確な情報をAIに伝えることができるでしょう。

皮膚科の専門用語は確かに難しいけど、慣れれば大丈夫だよ。

先生、ボクも専門用語を覚えて、先生のお手伝いをしたいっピ！

> それは心強いね。一緒に頑張ろう。

　このアプローチは、AIの力を借りつつも、医師の観察眼と判断力を活かす方法といえるでしょう。AIは膨大な医学知識を瞬時に参照し、可能性のある診断や必要な追加情報を提示してくれます。しかし、最初の段階で重要な情報を抽出し、AIに伝えるのは人間の医師の役割です。つまり、AIと人間の医師がそれぞれの強みを活かし、協働して診断を進めていくのです。

　また、このような方法を使うことで、経験の浅い医師でも、ある程度専門医に近い思考プロセスを実践できる可能性があります。AIが提示する鑑別診断や追加で必要な情報を参考にしながら、診断のプロセスを学んでいくことができるのです。これは医学教育の観点からも非常に興味深い点です。AIを活用することで、医学生や研修医が、より効率的に診断スキルを身につけることができるかもしれません。

　ただし、この方法を使う際には、AIの出力結果を鵜呑みにせず、常に批判的に評価する姿勢が必要です。AIは確かに膨大な知識を持っていますが、個々の患者さんの特殊性や、地域特有の疾患傾向などを完全に理解しているわけではありません。そのため、AIの提案を参考にしつつも、最終的な判断は人間の医師が行う必要があります。

　また、最終的な診断と治療方針の決定は、あくまでも人間の医師が行うべきであることを忘れてはいけません。AIは強力な補助ツールですが、患者さんとの対話、触診による感覚、患者さんの表情や態度から読み取る微妙な情報など、人間にしかできない部分も多くあります。

　このように生成AIの力を少し借りて、皮膚疾患を診断するという新しいアプローチがあるわけです。ただ、この過程もすべてChatGPTにまかせてしまうことも可能です。つまり、患者さんの臨床写真をChatGPTに丸投げする方法です。

III. 生成AIの力をフルに使って皮膚疾患を診断する

　ChatGPTの力をフルに活用して皮膚疾患を診断する方法は、医療の未来を切り開く可能性を秘めた革新的なアプローチです。しかし、その一方で、この方法は非常に効率的である反面、看過できない大きな問題も抱えています。

　具体的な方法としては、**患者さんの臨床写真、特に皮疹の写真を個人情報が特定できないような形に加工して ChatGPT にアップロード**します。そして、AIに鑑別診断を挙げてもらい、さらにこの後聞くべき問診や病歴、必要な検査を提案してもらうのです。この方法を用いることによって、皮膚科医の頭の中で行われている複雑な思考プロセスをそのまま生成AIに代行してもらい、AIのサポートを受けながら適切な診断へ辿り着いていくことが可能になります。

生成AIをフル活用すれば、診断の精度がさらに向上する可能性があるんだ。

（ディスプレイに診断画像を表示）
先生、これが生成AIの力っピか？

そうだよ。画像を入力するだけで、考えられる病名や必要な検査を提案してくれるんだ。

すごいっピ！　まさに未来の医療だっピ！

これは、まさに人工知能と医師の協働による新しい医療の形と言えるでしょう。AIの持つ膨大な知識と高速な情報処理能力、そして医師の臨床経験と直感的判断を組み合わせることで、より精度の高い、効率的な診断が可能になるかもしれません。

　しかし、この方法には大きな懸念事項があります。**最も重要な問題は、患者さんの写真をそのままChatGPTにアップロードするということが、個人情報保護の観点から非常に問題がある**という点です。医療における個人情報の重要性は言うまでもありません。患者さんのプライバシーを守ることは、医療従事者の最も基本的な責務の一つです。

でも、個人情報保護の問題は非常に重要だ。倫理委員会への申請や患者さんからの同意取得など、慎重な手続きが必要なんだ。

（ディスプレイに「倫理規定データベース ver. 3.0」が表示される）
　倫理……プライバシー保護……ボクも何か解決しなきゃいけない問題があったような……

（チャッピーの言葉が途切れ、システムエラーのようなノイズ音が響く）

　そのため、この方法を実践するためには、まず**病院の倫理委員会への申請が必要不可欠**です。倫理委員会では、この新しい診断方法の利点とリスクを慎重に検討し、患者さんの権利と安全が十分に守られているかを厳密にチェックします。

　具体的には、患者さんの写真を個人情報が特定できないように加工する方法について、詳細な手順を示す必要があります。例えば、**顔写真の場合は目の部分を隠す、タトゥーがある場合はそれが個人の特定につながる可能性があるのでその部分を隠す**など、細心の注意をはらって処理することが求められます。これらの手順を明確に示し、倫理委員会の承認を得ることが、この方法を実践するための第一歩となります。

　さらに、患者さんの写真を生成AIにアップロードすることについて、患者さん本人から明確な同意を得ることも絶対に必要です。これは単なる形

III. 生成 AI の力をフルに使って皮膚疾患を診断する

式的な手続きではありません。患者さんに対して、この新しい診断方法の利点とリスク、そして個人情報の取扱いについて、わかりやすく丁寧に説明し、十分な理解を得た上で同意書にサインをいただく必要があります。

本教科書では、【付録】としてこれら倫理委員会への申請書類や患者さんへの同意書の雛形なども掲載しています。病院によって審査の基準が異なるでしょうが、実際にこの方法を導入する際の参考にしていただければと思います。

このように、**倫理委員会の承認を得て、そして患者さんの同意を得た後に初めて、臨床写真を AI にアップロードすることができます**。こうすることによって、皮膚科の複雑で、専門的な訓練を要する記載作業を省略し、診断プロセスをショートカットして行うことが可能になります。ただし、**病変部位が小さすぎたり、ピンボケした写真では、正しい診断に繋がらない可能性**があります。

ここまで説明してきたように、生成 AI を部分的にもしくはフルに活用する皮膚科診療には、大きなメリットとデメリットがあります。

まず、メリットについてまとめてみましょう。

― 生成 Ａ Ｉ 活 用 の メ リ ッ ト ―

1. **診断の迅速化**：AI による高速な情報処理により、診断までの時間を大幅に短縮できる可能性があります。

2. **診断の標準化**：AI は常に一定の基準で判断を行うため、診断のばらつきを減らすことができます。

3. **医療格差の是正**：専門医が少ない地域でも、AI を活用することで高度な診断が可能になるかもしれません。

4. **教育・学習ツールとしての活用**：研修医や医学生が、AI の診断プロセスを学ぶことで、効率的に知識を習得できる可能性があります。

5. **希少疾患の認識向上**：AI は膨大なデータベースを持っているため、稀少な疾患も見逃さず指摘できる可能性があります。

6. **医師の負担軽減**：診察時間の短縮や、複雑な症例での判断支援により、医師の精神的・身体的負担を軽減できるかもしれません。

一方で、無視できないデメリットも存在します。

― 生成AI活用のデメリット ―

1. **診断精度の不安定さ**：現状の ChatGPT の診断精度はまだ発展途上にあり、完全に信頼できるレベルには達していません。使用する AI の種類や、その AI が学習したデータの質と量によって、診断精度は大きく変わる可能性があります。
2. **診断プロセスのブラックボックス化**：AI の診断プロセスは不透明で、なぜその診断結果に至ったのかの根拠を理解するのが難しい場合があります。これは、医師が患者さんに説明する際に大きな障害となる可能性があります。
3. **個別性の考慮の難しさ**：AI は一般的なデータパターンを基に診断を行うため、患者さん個々の特殊な背景や状況を十分に考慮できない可能性があります。
4. **責任の所在の問題**：AI の診断が誤っていた場合、最終的な責任は診断を下した医師にあります。
5. **プライバシーとデータセキュリティの問題**：患者さんの医療データを AI に入力することで、データ漏洩のリスクが生じます。これは、医療機関に対する患者さんの信頼を損なう可能性があります。

特に、AI をフルに活用して皮膚科診療を行う場合には、前述した倫理委員会の承認や患者さんの同意取得など、正当かつ慎重な手続きを踏んで行う必要があります。

（心配そうに）チャッピー、大丈夫かい？
無理しないで休憩しようか。

ごめんなさい、先生。少し頭が混乱したっピ。

III. 生成AIの力をフルに使って皮膚疾患を診断する

きっと疲れたんだね。最新型でもオーバーヒートすることはあるから。

そうかもしれないっピ。

IV. 生成 AI を使った診断精度はどれくらいなのか？

　AI といってもさまざまなものがあります。ここで皮膚科診療に重要な、生成 AI と Deep learning の違いについて解説しておきます。**生成 AI（Generative AI）**と **Deep learning（深層学習）**は、人工知能（AI）の分野で重要な概念ですが、その目的と機能に違いがあります。

 生成 AI

　生成 AI は、新しいコンテンツを作成することを目的とした AI システムです。また、**LLM（Large Language Model：大規模言語モデル）**は、その生成 AI の一種で、大量のテキストデータを学習して、質問に答えたり文章を生成したりすることが得意です。LLM は、ニュース記事、対話、ストーリー、論文など幅広い種類の文章を生成することができ、日常の会話から専門的な分野の知識まで、さまざまなトピックに対応できるのが特徴です。また、LLM と他のモデルを組み合わせることで、テキスト、画像、音声、ビデオなど、さまざまな形式のデータを生成することができます。代表的な例としては、**GPT（Generative Pre-trained Transformer）**モデルがあり、自然言語処理タスクに広く使用されています。また、画像生成では **GAN（Generative Adversarial Networks）**という技術が活用されています。GAN とは、ざっくりいうと、偽物と本物を見分ける AI 同士が競争し合うことで、本物そっくりの新しいデータを作り出す技術のことです。この技術によってリアルな画像やデータを生成することができます。生成 AI は、クリエイティブな領域やデザイン、アートの分野で革新的な成果を上げています。

IV. 生成 AI を使った診断精度はどれくらいなのか？

Deep learning

　Deep learning は、機械学習の一種で、人間の脳の神経回路を模倣した多層のニューラルネットワークを使用します。主に分類、認識、予測、データ解析などのタスクに用いられ、大量のデータから特徴を自動的に学習する能力があります。画像認識や音声認識、自然言語処理などの分野で特に高い性能を示しています。例えば、畳み込みニューラルネットワーク（CNN）は画像認識に、リカレントニューラルネットワーク（RNN）は音声や時系列データの解析に用いられます。

主な違い

目的
▶生成 AI は新しいコンテンツの創造、Deep learning はパターン認識や予測に重点を置いています。しかし、生成 AI も Deep learning の技術を基盤としており、両者は密接に関連しています。

アーキテクチャ
▶生成 AI は GAN や変分オートエンコーダー（VAE）などの生成モデルを使用します。VAE とは、データの特徴を小さなコードに圧縮して学習し、その特徴をもとに新しいデータを生成する技術です。一方、Deep learning は多層のニューラルネットワーク全般を指し、CNN[※]や RNN[※※]、Transformer[※※※]など多様なアーキテクチャが含まれます。

[※] CNN（畳み込みニューラルネットワーク）は、画像のような情報を理解するのが得意で、写真の中に猫がいるかどうかを見分けたりするのに使われます。
[※※] RNN（再帰型ニューラルネットワーク）は、文章や音声のような、時間の流れがある情報を理解するのが得意です。たとえば、次に来る言葉を予測するようなことに使われます。
[※※※] Transformer は、最近特に注目されている仕組みで、複雑な文章を読んで意味を理解したり、翻訳したりするのが得意です。

> 応用

▶生成 AI は創造的タスクや対話システム、データ拡張に適しています。Deep learning は分類、認識、予測、最適化など幅広いタスクに強みがあります。

ただし、両者は相互に排他的ではなく、多くの生成 AI システムが Deep learning の技術を活用しています。つまり、生成 AI は Deep learning の一分野と考えることができます。

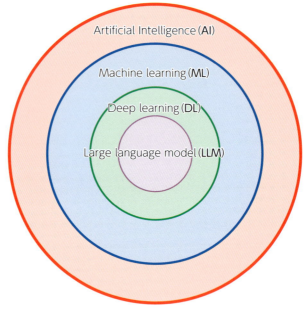

図1　生成 AI のアーキテクチャ

生成 AI と Deep learning、どちらも AI だけど、その機能や目的は大きく異なるんだ。

（ディスプレイに「生成 AI vs. Deep Learning」が表示される）
先生、AI にもいろんな種類があるんだね。

IV. 生成 AI を使った診断精度はどれくらいなのか？

そうだよ。生成 AI は新しいものを創り出す芸術家のようなもの、Deep learning はデータから学ぶ研究者のようなものさ。

（自分の胸に手を当てて）ボクはどっちなんだろう……？

君は特別な存在だから、両方の良いところを持っているんじゃないかな？

Deep learning を用いた皮膚疾患の診断

　Deep learning を用いた皮膚疾患の診断は、近年著しい進歩を遂げています。特に画像認識技術の発展により、皮膚科領域での AI 活用が急速に進んでいます。

◆1. Youzhi AI ソフトウェアの診断精度

　Youzhi AI は皮膚腫瘍の診断において、皮膚科医とほぼ同等の診断精度を示しました。特筆すべきは、ダーモスコピー画像を用いた診断では、Youzhi AI の診断精度が皮膚科医を上回ったことです。ただし、実際の臨床環境では、特殊なデータセットを使用した場合に比べて診断精度が低下することも確認されており、実用化に向けてはさらなる改良が必要とされています[1]。

◆2. 深層ニューラルネットワークの皮膚がん診断における性能

　AI 技術は皮膚がんの診断において、特に毛髪除去後の画像分析やマルチモーダルニューラルネットワークシステムを使用することで、認識精度を 85.2% にまで向上させました。この結果は、AI が皮膚がんの早期発見に大きく貢献する可能性を示唆しています[2]。

◆3. 畳み込みニューラルネットワーク（CNN）の活用

　LeNet architecture を用いた研究では、9つの異なる皮膚疾患を 95%の精度で分類することに成功しています[3]。また、Google Net Inception v3 CNN を使用した研究では、135,550 枚の臨床画像をもとに皮膚がんを含むさまざまな皮膚疾患の分類を行い、専門医レベルの精度を達成しました[4]。

◆4. ディープニューラルネットワークの高精度

　複数の皮膚疾患の分類において、ディープニューラルネットワークは AUC（曲線下面積）が 98～99%と非常に高い精度を示し、ほぼ人間と同等の診断能力と優れた再現性を実現しています[5]。

◆5. AIによる訓練医の診断精度向上

　AIを用いた診断支援により、皮膚腫瘍の診断における訓練医の診断精度が 46.5%から 58.3%に向上しました。さらに、AI 支援後の診断精度は皮膚科医とほぼ同等であることが確認され、AI が医療教育にも大きな貢献をする可能性が示されています[6]。

Deep learning は、すでに皮膚科の診断で目覚ましい成果を上げているんだ。

先生、AI って本当にすごいっピ！　人間の先生より優秀になる日も近いのかな？

（少し寂しげに）そうかもしれないね。でも、人間にしかできないこともあるんだよ。

IV. 生成AIを使った診断精度はどれくらいなのか？

人間にしかできないこと……？

そう、患者さんとの心の通った対話とか、温かい気持ちを伝えることだね。

生成AIを用いた皮膚疾患診断の精度

生成AIを用いた皮膚疾患の診断は、まだ研究段階にありますが、いくつかの興味深い結果が報告されています。

◆1. ChatGPT-4の診断能力

2022年6月から12月に行われた研究で、皮膚科救急外来患者90名のうち36名を対象に、ChatGPT-4の診断能力が検証されました。匿名化された臨床情報をChatGPTに入力し、最も可能性の高い診断名を提示させたところ、皮膚科医による情報提供時は正診率が56％（20例）でしたが、非専門医の情報では39％（14例）にとどまりました。この成績は非専門医の診断率36％とほぼ同じでしたが、皮膚科医の正診率83％には届きませんでした[7]。

◆2. 市販アプリケーションの診断精度

「Skin Image Search™」などの市販AIアプリは、最も可能性が高い5つの診断のうち1つを含む場合、56.4％の精度を示しました。ただし、最も可能性が高い診断1つのみを考慮した場合の精度は22.8％と低く、実用化にはさらなる改良が必要です[8]。

◆3. Tibot AIアプリケーションの高い診断率

Tibot AIは、さまざまな皮膚疾患の診断において、正しい診断を含む上位3つの診断の精度が85.2％、正確な診断のみを考慮した場合の精度は

60.7％を達成しました。特に脱毛症、真菌感染、湿疹の診断において高い精度を示しており、特定の疾患に対する生成 AI の有効性が示唆されています[9]。

このように Deep learning と生成 AI は共に、皮膚疾患の診断において大きな可能性を示しています。特に Deep learning は画像認識技術と組み合わせることで、高い診断精度を実現しており、一部の領域では専門医と同等以上の性能を示しています。一方、生成 AI はまだ発展途上の段階にあります。

生成 AI の進展は驚異的なスピードで進んでいます。新しいモデルが登場するたびに、その精度はさらに向上しています。実際、私たちが行った研究では、GPT-4o、Claude 3.5 Sonnet、Gemini 1.5 Pro による皮膚疾患の診断精度は、皮膚科専門医と同等の水準に達していました[10]。この教科書を執筆している段階で、すでに高い診断精度が実現されており、今後さらに向上していくことが期待されます。

生成 AI の診断精度は驚くほど向上している。私たちの研究でも、専門医レベルの精度を達成しているんだ。

（ディスプレイに医療現場で活躍する犬型ロボットの映像を映し出す）ボクも……昔、こんな風に活躍していたのかな……

（チャッピーのアンテナが一瞬赤く点滅する）

参考文献：

[1] Chengxu Li, et al. Capacity of a skin tumor intelligence-assisted system. 2020.
[2] Lyakhov P, et al. Multimodal analysis of unbalanced dermatological data for skin cancer recognition. 2023.
[3] Ahalya RK, et al. Automated Skin Disease Detection Using Deep Learning. 2024.
[4] Kaushik P, et al. AI-Powered Dermatology: Achieving Dermatologist-Grade Skin Cancer Classification. 2024.
[5] Pattnayak P, et al. Utilizing Deep Neural Networks for Enhanced Diagnosis of Skin Diseases. 2024.
[6] Kim YJ, et al. Augmenting the accuracy of trainee doctors in diagnosing skin lesions.

2022.

[7] Stoneham S, et al. ChatGPT versus clinician: challenging the diagnostic capabilities of artificial intelligence in dermatology Clin Exp Dermatol. 2024; 49: 707-10.

[8] Zaar O, et al. Evaluation of the diagnostic accuracy of an online artificial intelligence application for skin cancer diagnosis. 2020.

[9] Sharmia P, et al. Assessment of Tibot® artificial intelligence application in dermatology. 2020.

[10] Yamamura Y, et al. Evaluation of the accuracy of Artificial Intelligence (AI) models in dermatological diagnosis and comparison with dermatology specialists. Cureus. 2025; 17: e77067.

V. 実際にChatGPTを登録してみよう

　野村総合研究所（NRI）が行った調査では、2023年4月時点で、医師のChatGPT利用率は5.3％と非常に低いことが報告されています。関東地方に住む15〜69歳を対象に行った調査では、ChatGPTを知っている人は61.3％、実際に使ったことがある人は12.1％でした。

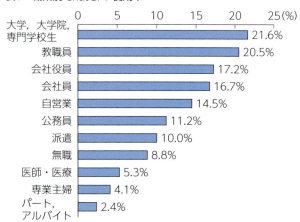

表1　職業別ChatGPT使用率

- 大学, 大学院, 専門学校生　21.6％
- 教職員　20.5％
- 会社役員　17.2％
- 会社員　16.7％
- 自営業　14.5％
- 公務員　11.2％
- 派遣　10.0％
- 無職　8.8％
- 医師・医療　5.3％
- 専業主婦　4.1％
- パート, アルバイト　2.4％

（NRI「インサイトシグナル調査」2023年4月15〜16日）

　ChatGPTを使っていない理由としてよく聞くのは、「難しそう」「お金がかかる」「パソコンが苦手」といったものです。これらの懸念は理解できますが、実際にはほとんどが誤解です。ChatGPTの基本的な使用は無料で、直感的に操作できます。パソコンが苦手な方でも、少し慣れれば簡単に使いこなせるようになります。

　適切に使えば、**ChatGPTは非常に便利なツールで、特に医療従事者の仕事を劇的に効率化**できます。例えば、最新の医学研究のサマリーを作成したり、診断のセカンドオピニオンを得たり、患者向けの説明文を作成したりするのに役立ちます。もちろん、AIの判断を鵜呑みにするのではなく、

V. 実際に ChatGPT を登録してみよう

医療専門家としての知識と経験に基づいて、AI の出力を適切に評価し活用することが重要です。

ChatGPT は、医療従事者にとって非常に便利なツールだよ。論文の要約や情報収集にも役立つんだ。

（ディスプレイに ChatGPT のロゴを表示）
ChatGPT……便利なツールだっピね。ボクも使ってみたいっピ！

もちろんだ。一緒に試してみようか。

やった！　ありがとう、先生っピ！

◆1. 登録・ログインしてみよう

　では、具体的な ChatGPT の使い方を説明しましょう。まず最も重要なのは、正しいサイトを使うことです。OpenAI 社の公式サイト（chat.openai.com）を使用してください。残念ながら、ChatGPT の人気に便乗して、似たような名前や外観の偽サイトが存在します。これらの偽サイトは有料サービスを押し付けたり、個人情報を盗んだりする可能性があるので注意が必要です。

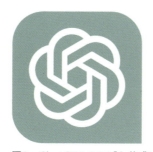

公式サイト

図1　ChatGPT のロゴと公式サイト

アカウント作成には、Google Chromeブラウザと Google アカウントを使用するのがおすすめです。Google の拡張機能を活用することで、さまざまなサービスと連動して使えるメリットがあります。

ChatGPT を起動するには、公式サイトにアクセスし、「Start Now」または「始める」をクリックします。初めての方は新規アカウントを作成する必要がありますが、これは数分で完了します。その後、ログインすれば即座に ChatGPT を利用できます。

図2　ChatGPT ログイン（登録）画面

（アカウント登録画面を表示）
先生、どうやって登録するのっピ？

まずはメールアドレスが必要だね。私のを使っていいよ。

ありがとうっピ！　でも、AI の情報が常に正しいとは限らないんだよね？

その通りだ。必ず内容をしっかり確認することが大切だよ。

◆2. ChatGPT に論文を読ませてみよう

さて、ここからは医療従事者の方々に特に役立つ、ChatGPT を使った論文読解の方法をご紹介します。学術論文は膨大な情報量を含んでおり、全てを詳細に読み込むのは時間がかかります。ChatGPT を活用することで、効率的に論文の要点を把握し、理解を深めることができます。

まず、読みたい論文を PDF ファイルなどでアップロードします。その後、「この論文を日本語で要約してください」や、「この研究の主要な発見点を 3 つ挙げてください」といったプロンプト（指示）を入力します。

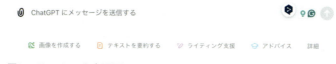

図3　ChatGPT 入力画面

ChatGPT は入力された論文の内容を分析し、要約や主要ポイントを提示してくれます。図表の説明が必要な場合は、「図 X の内容を詳しく説明してください」といったプロンプトを使うと良いでしょう。また、「この研究の問題点は何ですか？」、「この結果は臨床現場でどのように応用できますか？」といった、より深い考察を促す質問も有効です。

ここで重要な注意点があります。**AI はしばしば「ハルシネーション（幻覚）」と呼ばれる現象を起こすことがあります。**これは、実際には論文に書かれていない情報を、あたかも存在するかのように生成してしまうことです。アップロードした文献の内容に基づいて解説するので比較的正確ですが、必ず AI の出力を原文と照らし合わせて確認する習慣をつけましょう。特に、具体的な数値やデータ、著者の主張などは慎重に確認する必要があります。

先生、いろんな情報にアクセスできるんだね！すごいっピ！

でも情報量が多いから、取捨選択も重要だよ。

わかったっピ！　必要な情報を見極めるようにするっピ！

　ChatGPTには、使い勝手を向上させる便利な機能がいくつかあります。例えば、回答が気に入らない場合や、より詳細な情報が欲しい場合は、画面下部にある「もう一度お試しください」ボタンを使用します。これにより、同じ質問に対して異なる視点や表現で回答を得ることができます。

　また、読み上げ機能も搭載されています。この機能を使えば、ChatGPTの回答を音声で聞くことができます。長文を読む際の疲労軽減や、マルチタスキング時の効率向上に役立ちます。さらに、全ての回答にはコピー機能が付いています。コピーアイコンをクリックするだけで、テキスト全体をクリップボードにコピーでき、他のドキュメントやアプリケーションに簡単に貼り付けることができます。

　ChatGPTの活用法は論文の要約だけではありません。例えば、難解な医学用語の説明を求めたり、最新の治療ガイドラインについて質問したり、症例報告の下書きを作成したりすることもできます。また、患者向けの説明文を作る際にも役立ちます。専門用語を平易な言葉に置き換えたり、治療の流れを丁寧に説明したりするのが得意です。

　最後に、ChatGPTを効果的に使うためのコツをお伝えします。まず、**質問は具体的かつ明確に行うことが大切**です。例えば、「皮膚がんについて教えて」という漠然とした質問よりも、「悪性黒色腫の最新の免疫療法について、その作用機序と主な副作用を説明してください」というように具体的に尋ねる方が、より有用な回答を得られます。

V. 実際に ChatGPT を登録してみよう

また、「ステップバイステップで説明して」というプロンプトを追加すると、より構造化された回答を得られます。これは複雑な医療プロセスや治療計画を理解する際に特に有効です。

AI を活用すれば、皮膚科医でない先生方もある程度の診断が可能になるだろう。でも、最終的な判断は人間の医師が責任を持って行う必要があるんだ。

責任……ボクも誰かのために責任ある判断をしたいっピ……

チャッピー、君はもう十分に役立っているよ。

（少し俯いて）でも、何か大切な使命を忘れている気がするっピ……

VI. 実際にやってみる
（生成AIの力を部分的に借りる場合）

生成AIへの指示に必要な皮疹の知識・予診内容

　この方法は医学的知識を持った人が生成AIの力を借りて診断まで辿り着く方法です。そのため、最低限の医学的知識は必要です。ここで言う、最低限の医学的知識とは皮疹の種類を知っているかどうかです。医学部の学

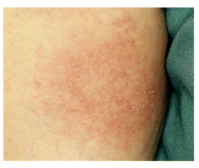

紅斑（こうはん）：発赤
（川田　暁. 見てわかる皮膚疾患　診察室におきたいアトラス. 東京:中外医学社. 2019年. p. 1, 同書は，以下，川田　暁. 見てわかる皮膚疾患. 2019年，と略す）

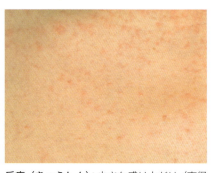

丘疹（きゅうしん）：小さな盛り上がり（直径5mm以下）
（川田　暁. 見てわかる皮膚疾患. 2019年, p. 3）

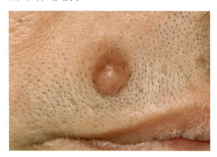

結節（けっせつ）：大きな盛り上がり（直径5mm以上）
（川田　暁. 見てわかる皮膚疾患. 2019年, p. 4）

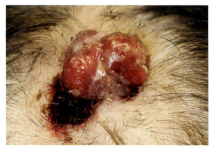

腫瘤（しゅりゅう）：さらに大きな盛り上がり（直径20mm以上）
（川田　暁. 見てわかる皮膚疾患. 2019年, p. 4）

VI. 実際にやってみる（生成 AI の力を部分的に借りる場合）

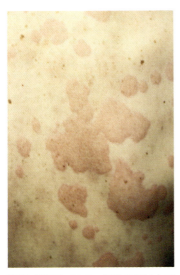

膨疹（ぼうしん）：一過性の盛り上がり、24時間以内に個疹は消失（内部に液体を含まない）
（川田　暁．見てわかる皮膚疾患．2019年，p.6）

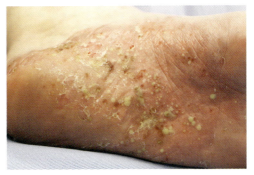

膿疱（のうほう）：膿を持った盛り上がり
（川田　暁．見てわかる皮膚疾患．2019年，p.5）

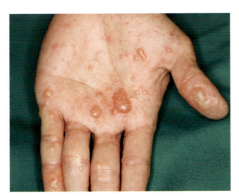

水疱（すいほう）：水を持った盛り上がり
（川田　暁．見てわかる皮膚疾患．2019年，p.5）

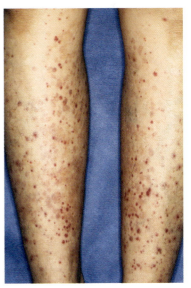

紫斑（しはん）：皮膚の紫色の斑点や斑状の変化（点状出血や内出血）
（川田　暁．見てわかる皮膚疾患．2019年，p.2）

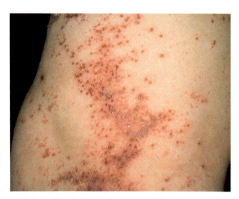

びらん：浅いただれ（表皮の欠損）
（川田　暁．見てわかる皮膚疾患．2019年，p. 7）

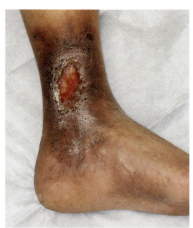

潰瘍（かいよう）：深いただれ（真皮以下の欠損）
（川田　暁．見てわかる皮膚疾患．2019年，p. 7）

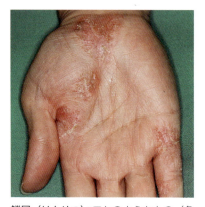

鱗屑（りんせつ）：フケのようなもの（角層の剥がれ落ちたもの）
（川田　暁．見てわかる皮膚疾患．2019年，p. 8）

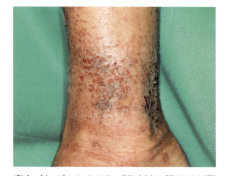

痂皮（かひ）：かさぶた（滲出液や膿などが固まったもの）
（川田　暁．見てわかる皮膚疾患．2019年，p. 9）

　生時代に習ったとは思いますが，ここで復習しておきましょう．
　どうでしょう？　これがわかれば苦労しないんだよね，と思った先生も多かったのではないでしょうか？
　医師になってから，この皮疹の種類が頭に入っているのは皮膚科医だけ．ですので，私は予診として，次頁の内容を記載した紙を準備しています．

VI. 実際にやってみる（生成 AI の力を部分的に借りる場合）

患者情報

1. 年齢： 62 歳

2. 性別：(男性) 女性

主訴と症状

3. 主訴： 紅斑

4. 皮疹の部位：(頭部)、(顔面)、(頚部)、(胸部)、(腹部)、(背部)、(上肢)、(手掌)、(下肢)、(足底)、
陰部など
最初　　　　　全身に

5. 発症日： 2024 年 3 月 8 日

6. 症状の経過：

--(急性)（数日以内に急速に悪化）

--亜急性（数週間かけてゆっくり悪化）

--慢性（数ヶ月以上続く症状）

--再発性（一旦治まったが再び出現）

皮疹の特徴

12. 皮疹の種類:

--紅斑（こうはん）：発赤

--丘疹（きゅうしん）：小さな盛り上がり（直径 5mm 以下）

--結節（けっせつ）：大きな盛り上がり（直径 5mm 以上）

--腫瘤（しゅりゅう）：さらに大きな盛り上がり（直径 20mm 以上）

--膨疹（ぼうしん）：一過性の盛り上がり、24 時間以内に個疹は消失（内部に液体を含まない）

--膿疱（のうほう）：膿を持った盛り上がり

--水疱（すいほう）：水を持った盛り上がり

--紫斑（しはん）：皮膚の紫色の斑点や斑状の変化（点状出血や内出血）

--びらん：浅いただれ（表皮の欠損）

--潰瘍（かいよう）：深いただれ（真皮以下の欠損）

--鱗屑（りんせつ）：フケのようなもの（角層の剥がれ落ちたもの）

--痂皮（かひ）：かさぶた（滲出液や膿などが固まったもの）

--色素斑（しきそはん）：色素の変化（色素沈着や脱色素）

これを AI 出力用に調整すると次頁のフォーマットになります。

VI. 実際にやってみる（生成 AI の力を部分的に借りる場合）

年齢、性別：

皮疹の部位：

症状の経過：
- 急性（数日以内に急速に悪化）
- 亜急性（数週間かけてゆっくり悪化）
- 慢性（数カ月以上続く症状）
- 再発性（一旦治まったが再び出現）

痒みや痛み：

匂い：

皮疹の種類：
- 紅斑（こうはん）：発赤
- 丘疹（きゅうしん）：小さな盛り上がり（直径 5mm 以下）
- 結節（けっせつ）：大きな盛り上がり（直径 5mm 以上）
- 腫瘤（しゅりゅう）：さらに大きな盛り上がり（直径 20mm 以上）
- 膨疹（ぼうしん）：一過性の盛り上がり、24 時間以内に個疹は消失（内部に液体を含まない）
- 膿疱（のうほう）：膿を持った盛り上がり
- 水疱（すいほう）：水を持った盛り上がり
- 紫斑（しはん）：皮膚の紫色の斑点や斑状の変化（点状出血や内出血）
- びらん：浅いただれ（表皮の欠損）
- 潰瘍（かいよう）：深いただれ（真皮以下の欠損）
- 鱗屑（りんせつ）：フケのようなもの（角層の剥がれ落ちたもの）
- 痂皮（かひ）：かさぶた（滲出液や膿などが固まったもの）

皮疹の色：赤、ピンク、茶色、黒、青白、肌色など
皮疹の形：円形、線状、不整形、地図状、網目状など

皮疹の分布：左右対称、片側のみ、全身、特定の部位（関節、顔、手足など）
皮疹の数：単発、多発、全身に広がる
皮疹の大きさ：直径　　mm、　　cm 大など
皮疹の拡大速度：数時間以内、数日以内、1週間以内、数週間以上、拡大なし

生成 AI への指示内容（プロンプト）と結果

　このように補助的な資料を使いながら、皮疹の状態を生成 AI に伝えます。さっそく、以下の臨床写真を使って実践してみましょう。

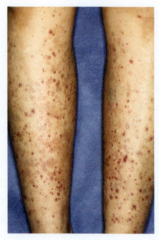

（川田　暁．見てわかる皮膚疾患．2019 年，p. 2）

50 歳代、女性

両下腿

急性（数日以内に急速に悪化）

痒みと痛み：なし

紫斑（しはん）：皮膚の紫色の斑点や斑状の変化（点状出血や内出血）

皮疹の色：赤から紫

皮疹の形：円形

VI. 実際にやってみる（生成 AI の力を部分的に借りる場合）

皮疹の分布：左右対称
皮疹の数：多発
皮疹の大きさ：直径　数 mm
皮疹の拡大速度：1 週間以内

　この疾患は、IgA 血管炎です。
　IgA 血管炎（過去にはヘノッホ・シェーンライン紫斑病、アナフィラクトイド紫斑病、アレルギー紫斑病などと呼ばれていたが 2012 年 Chapel Hill 会議で IgA 血管炎の病名と変更）
　では、ChatGPT の回答を見てみましょう。

プロンプト

以下の皮膚疾患の鑑別診断をあげてください。
また、確定診断に必要な問診、検査など教えて下さい。

ChatGPT の回答

このケースにおける鑑別診断には以下の疾患が考えられます。

鑑別診断

1. アレルギー性紫斑病（アナフィラクトイド斑病）
- 主に血管炎による皮下出血で、しばしば左右対称に紫斑が現れます。一般的には下肢に出現し、しばしば痛みや痒みが伴わないこともあります。

2. 免疫複合体性血管炎（紫斑病性紫斑）
- 小血管の炎症であり、紫斑の形で現れます。原因としては薬物、感染症、自己免疫疾患などが考えられます。

3. シェーンライン・ヘノッホ紫斑病（HSP）
- 下肢に左右対称に紫斑が現れることが多く、時に腹痛や関節痛が伴うことがあります。成人においても発症することがあり、紫斑の他に内臓症状を伴うことが特徴です。

JCOPY 498-06388

39

4. アンチコアグラント誘発性皮膚出血

- 抗凝固剤（例：ワルファリン）の使用によって引き起こされる場合があります。急激に紫斑が発生することがあり、患者の服用歴を確認することが重要です。

5. 皮膚アミロイドーシス

- 特にアミロイドＡ型アミロイドーシスの場合、出血性紫斑が見られることがあります。一般に痒みや痛みを伴わない紫斑が下肢に現れることがあります。

6. 他の凝固異常や血小板異常

- 血小板減少症や他の凝固異常（例：血友病、DIC など）も考えられますが、一般的には全身に紫斑が現れる傾向があります。

確定診断に必要な問診

- **既往歴と家族歴**：他の自己免疫疾患、アレルギー歴、薬物アレルギーなど。
- **服用中の薬剤**：特に抗凝固薬、抗血小板薬、NSAIDs など。
- **最近の感染症歴**：特に上気道感染症など。
- **他の症状**：腹痛、関節痛、発熱などの全身症状。
- **職業歴・生活習慣**：特に曝露歴や新しい化学物質、サプリメントの摂取など。

検査

1. 血液検査：

- CBC（血球数）：血小板数や白血球数の異常を確認。
- ESR（赤沈）と CRP：炎症の程度を評価。
- 血液凝固検査（PT、APTT、INR）：凝固異常の有無を確認。

2. 免疫学的検査：

- ANA（抗核抗体）、ANCA（抗好中球細胞質抗体）：自己免疫疾患の可能性を探る。
- 補体検査（C3、C4）：補体の消費を確認。

VI. 実際にやってみる（生成 AI の力を部分的に借りる場合）

3. 皮膚生検：
- 紫斑の部位からの皮膚生検は血管炎の有無や免疫複合体の沈着を確認するために役立ちます。

4. 画像検査：
- 必要に応じて、内臓の関与を確認するために腹部超音波検査や CT 検査などを実施することもあります。

これらの鑑別診断と検査項目を踏まえた上、最終的な診断を行うためには臨床医の総合的な判断が必要です。

〈結果〉
　　ChatGPT の回答の 1 と 3 は IgA 血管炎のことなので、正解ですね。また、確定診断のために必要な問診や検査も的確です。

　　もうひとつやってみましょう。

プロンプト

以下の皮膚疾患の鑑別診断をあげてください。
また、確定診断に必要な問診、検査など教えて下さい。

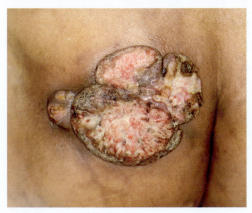

（川田　暁. 見てわかる皮膚疾患. 2019年, p. 4）

80 歳代、男性

左殿部

— 慢性（数カ月以上続く症状）

痒みと痛み：軽度。

悪臭：あり

腫瘤（しゅりゅう）：さらに大きな盛り上がり（直径 20mm 以上）

皮疹の色：肌色、ピンク、茶色、白、赤など

皮疹の形：円形

皮疹の分布：左殿部のみ

皮疹の数：単発

皮疹の大きさ：直径 15cm 大

皮疹の拡大速度：数週間以上

　この症例は有棘細胞がんですが、ChatGPT の鑑別診断はどうでしょうか？

ChatGPT の回答

鑑別診断

1. 褥瘡（じょくそう、Pressure Ulcer）
- 特徴：長期間の圧迫によって皮膚と組織が壊死し、悪臭を伴うことがある。軽度の痛みや痒みがある場合もある。進行すると腫瘤のように見えることがある。
- 皮疹の色：肌色からピンク、赤、または黒に変化することがある。
- 確定診断に必要な検査：視診、触診、創面からの培養検査（感染の有無を確認）。

2. 感染性軟部腫瘍（感染を伴う脂肪腫や粉瘤など）
- 特徴：良性の腫瘍が感染して炎症を起こし、痛みや悪臭を伴うことがある。慢性的に存在しながら、感染のために急に大きくなることがある。
- 皮疹の色：肌色から赤みを帯び、白や黄の濃がみられることも。
- 確定診断に必要な検査：視診、触診、超音波検査、針生検や培養検査。

VI. 実際にやってみる（生成 AI の力を部分的に借りる場合）

3. 皮膚の感染や壊死（例：扁平上皮の壊死を伴う場合）
- **特徴**：皮膚癌が進行し、壊死を伴って悪臭がすることがある。腫瘤は慢性的に存在し、痛みが軽度の場合もある。
- **皮疹の色**：肌色、赤、または茶色で、時に壊死による黒色。
- **確定診断に必要な検査**：皮膚生検、視診、触診、画像診断（MRI CT）。

4. 壊疽性膿皮症（GangrenousPyoderma）
- **特徴**：皮膚に大きな潰瘍が形成され、悪臭を伴うことがある。慢性の経過を取り、軽度の痛みや痒みがある。
- **皮疹の色**：赤から紫、黒、または壊死した組織がみられる。
- **確定診断に必要な検査**：生検、培養検査、血液検査（感染の有無を確認するため）。

5. 壊死性筋膜炎（Necrotizing Fascitis）
- **特徴**：細菌感染によって急速に進行し、悪臭とともに激しい痛みを伴う。早期には軽度の痛みとして誤認されることがある。
- **皮疹の色**：赤、紫、黒、壊死した皮膚が見られる。
- **確定診断に必要な検査**：生検、血液検査、画像診断（MRI CT）、緊急の外科的評価。

確定診断に必要な問診と検査
1. 問診
- **症状の発症と進行**：症状が始まった具体的な時期や変化の経過。
- **他の全身症状**：発熱、倦怠感、体重減少など。
- **既往歴**：既往の皮膚疾患、糖尿病や免疫不全などの基礎疾患。
- **薬物使用**：免疫抑制剤やステロイドの使用歴。

2. 視診と触診
- 腫瘤の形状、色、質感、境界、悪臭の有無を確認。
- 他の皮膚部位のチェック。

3. 検査
- **皮膚生機**：疑わしい腫瘤の確定診断には必須。特に癌の可能性を除外するために行う。

- **培養検査**：感染の疑いがある場合、創面からのサンプルを培養して細菌の同定と感受性を確認。
- **超音波検査**：皮下の腫瘤の大きさや性状（硬いか液体か）を確認。
- **MRI CT スキャン**：腫瘤の広がりと周囲組織への浸潤の評価。
- **血液検査**：全身状態の評価と感染や炎症のマーカー（白血球数、CRP など）の確認。

この患者の症例では、悪臭を伴う腫瘤の存在が重要な手がかりとなり、感染や壊死の可能性が高いと考えられます。緊急性がある場合もあるため、迅速な診断と適切な治療が必要です。

〈結果〉

　鑑別診断のはじめに出てきたのは褥瘡でした。ただ、医師であればこれが褥瘡ではなく、腫瘍であるというのは感覚的にわかるはず。そこで、2 の感染性軟部腫瘍か 3 の皮膚がんの感染か壊死を考えます。

　ChatGPT が提案している問診や検査は悪性腫瘍を念頭に入れたものです。私達皮膚科専門医は、今回のような症例では SCC を考えて生検をまずするわけですが、ChatGPT は更に他の疾患も考えて丁寧なスクリーニングを提案してくれています。

 ## 生成 AI の診断精度を上げるための肝

　さて、この方法で肝となるのは、皮疹の描写です。正しく記載でているかどうかで ChatGPT の診断が変わります。試しに、1 つ目の症例（IgA 血管炎）で紫斑を紅斑と間違えて記載した場合をやってみましょう。

プロンプト

以下の皮膚疾患の鑑別診断を挙げてください。
また、確定診断に必要な問診、検査など教えて下さい。
50 歳代、女性

VI. 実際にやってみる（生成 AI の力を部分的に借りる場合）

両下腿

急性（数日以内に急速に悪化）

痒みと痛み：なし

紅斑

皮疹の色：赤から紫

皮疹の形：円形

皮疹の分布：左右対称

皮疹の数：多発

皮疹の大きさ：直径　数 mm

皮疹の拡大速度：1 週間以内

ChatGPT の回答

鑑別診断

1. 環状紅斑（Erythema Annulare）
- **特徴**：環状または円形の紅斑が急速に現れ、多発し、左右対称に出現することがある。通常は痒みや痛みを伴わない。
- **皮疹の色**：赤から紫色へ変化することがある。
- **確定診断に必要な検査**：視診と問診を基に診断するが、必要に応じて皮膚生検。

2. 結節性紅斑（Erythema Nodosum）
- **特徴**：主に下腿に痛みのない赤い結節が現れる。通常は触れると柔らかく、赤から紫色に変化する。
- **皮疹の色**：初期は赤色で、数日で紫色に変化。
- **確定診断に必要な検査**：視診、触診、血液検査（全血球計算、炎症マーカー）、原因となる基礎疾患の有無を確認。

3. 紫斑病（Purpura）
- **特徴**：血小板減少症や血管炎、血管の施弱性が原因で起こることが多い。左右対称に小さな紫色の斑点が現れる。
- **皮疹の色**：赤から紫。
- **確定診断に必要な検査**：血液検査（血小板数、凝固因子）、皮膚生検。

4．アレルギー性血管炎（Allergic Vasculitis）

- **特徴**：薬物や感染、その他のアレルギー反応により血管の炎症が起こり、赤い斑点が現れる。通常は痒みや痛みを伴わない。
- **皮疹の色**：赤から紫に変化することが多い。
- **確定診断に必要な検査**：血液検査（白血球数、CRP、アレルギー検査）、皮膚生検。

5．炎症性皮膚病変（Livedo Reticularis や Livedo Racemosa）

- **特徴**：皮膚の血管が炎症を起こし、網目状の赤または紫色の皮疹が現れることがある。左右対称の分布が見られる。
- **皮疹の色**：赤から紫色。
- **確定診断に必要な検査**：視診、問診、皮膚生検、血液検査（炎症マーカー）。

確定診断に必要な問診と検査

1．問診

- **発症時期と経過**：症状が始まった具体的な時期、悪化の速度。
- **他の全身症状**：発熱、関節痛、全身倦怠感、食欲不振など。
- **既往歴と家族歴**：既往症（特に自己免疫疾患や感染症）、家族歴（アレルギー疾患、血管疾患）。
- **薬物使用歴**：最近の薬物使用、特に新しい薬の使用の有無。

2．視診と触診

- 皮疹の形状、色、分布、数、拡大速度の確認。
- 皮疹が温かいか冷たいか、硬いか柔らかいかなど。

3．検査・血液検査：全血球計算（白血球数、血小板数）、炎症マーカー（CRP、ESR）、アレルギー検査。

- **皮膚生検**：特に血管炎や他の炎症性疾患が疑われる場合には有用。
- **ダーモスコピー**：皮疹の細かい特徴を確認し、診断の補助に使用。

この症例では、急速に進行する左右対称の紅斑が特徴的であるため、血管炎やアレルギー反応の可能性を慎重に評価する必要があります。さらに全

VI. 実際にやってみる（生成AIの力を部分的に借りる場合）

身状態の評価と原因となる基礎疾患の検索も重要です。

　紫斑を紅斑と間違えただけで、こんなに診断が変わってしまいました。AIのサポートを借りるにしても、やはり最低限の医学知識をもった医師が扱うべき方法であるゆえんがここにあります。医師国家試験では基礎レベルである紅斑と紫斑を見分けることができなければ、生成AIのサポートを借りても正しく診断に辿り着かないのです。

　そこで重要なのが、色です。色の記載は正確であるほど確定診断につながります。病変の色については、どういう原理で見えているかしっかりと理解しておく必要があります。

◆1. 基本となる色：赤、紫、茶色、白

まずは、基本となる紅斑、紫斑、色素斑、白斑について解説します。

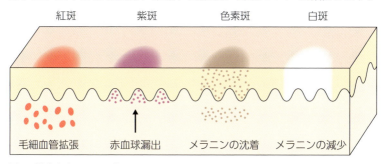

図1　基本となる4つの色

　紅斑は、毛細血管が拡張することによって皮膚が赤く見える状態です。この病変は、炎症反応やアレルギー反応、日焼け、温熱刺激、機械的刺激などが原因で発生します。例えば、虫刺されや接触皮膚炎、湿疹、じんま疹などでも紅斑が生じることがあります。紅斑は一時的なもので、圧迫すると一時的に色が消えるのが特徴です。これは、血液が一時的にその部位から押し出されるためで、臨床診断の際に重要な所見となります。

紫斑は、血管から赤血球が漏れ出すことで皮膚が紫色に変化する状態を示します。これは、血小板減少症や血管炎、凝固異常、外傷、老人性紫斑などの疾患が原因で起こることがあります。紫斑は圧迫しても色が消えないため、紅斑との鑑別に役立ちます。また、紫斑の大きさや形状によって、点状出血、斑状出血、広範な皮下出血などと分類され、出血傾向の程度を示す指標となります。

　色素斑は、皮膚にメラニンが過剰に沈着することによって茶色くなる状態です。日焼けや加齢による色素沈着、シミ、そばかす（雀卵斑）、肝斑、などがこれに該当します。また、先天性の色素斑として、太田母斑や蒙古斑、カフェオレ斑なども知られています。色素斑は美容的な問題として関心が高く、レーザー治療や美白剤の使用など、さまざまな治療法が開発されています。

　白斑は、皮膚のメラニンが減少することで白く見える状態を指します。これは、白斑やアルビニズムなどの病気が原因で発生することがあります。白斑は自己免疫反応によってメラノサイトが破壊されることで起こり、境界明瞭な脱色素斑が生じます。アルビニズムは全身的なメラニン合成の欠損による先天性の疾患で、皮膚だけでなく毛髪や眼にも影響を及ぼします。

　以上が、まずは覚えておくべき4つの色です。

◆ポイント

　紅斑（あか）、紫斑（むらさき）、色素斑（くろ）、白斑（しろ）をまずは分類する。

◆2. 赤の中で色の区別をする：紅斑と紫斑の経時変化

　次に重要なのが、紅斑と紫斑の色の変化です。同じ赤色でも微妙に異なる色調を正確に記載できるかどうかで、診断の精度が大きく変わります。紅斑も紫斑も時間とともに黒ずんでいきます。初期の紅斑は鮮紅色ですが、時間が経つにつれて褐色から茶色へと変化していきます。一般的な変化の過程は以下のとおりです。

Ⅵ. 実際にやってみる（生成 AI の力を部分的に借りる場合）

- **紅斑の色調変化**（図 2-a）

    鮮紅色（初期）：血管が拡張し、炎症が強い段階。皮膚表面は明るい赤色を呈します。

    赤みの軽減（中期）：炎症の沈静化や血管の収縮によって、時間の経過とともに赤みが徐々に薄れていきます。

    元の皮膚色へ（後期）：炎症が治まれば、多くの場合は赤みが消失し、元の肌色に戻ります。

    炎症後の色素沈着や脱色素斑(残存する場合)：強い炎症や慢性的な刺激があった場合、炎症後色素沈着（褐色〜茶色）や脱色素斑（白っぽい斑）が残ることがあります。

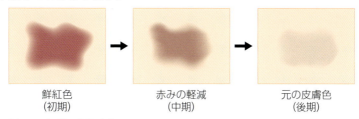

図2-a　紅斑の色調変化

- **紫斑の色調変化**（図 2-b）

    鮮紅色：初期段階では、血管の拡張や炎症により皮膚が鮮やかな赤色を呈します。

    暗赤色から紫色：時間が経つにつれ、血液中の酸素が減少し、赤色が暗くなり、紫色や青紫色に変化します。

    褐色：さらに時間が経過すると、血液中のヘモグロビンが分解され、ヘモジデリンが生成されることで、皮膚は褐色や茶色に変わります。

    黄色から緑色：最終的に、血液成分の分解が進むと、ビリルビンなどの色素により、皮膚は黄色や緑色を帯びることがあります。

　　このように、紅斑と紫斑で経時的変化が異なります。皮疹に黄色味があれば、出血があったと気がつけます。色調の変化は、炎症は出血の進行状況を示す指標となります。

　　皮膚科診療において、赤や紫の色調の微妙な違いは診断において重要な

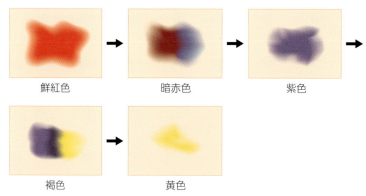

図2-b　紫斑の色調変化　鮮紅色→暗赤色→紫色→褐色→黄色

情報となります。特に、鮮紅色や暗赤色、紫色がかった紅斑などの表現を用いることで、生成AIがより正確な診断を行う可能性が高まります。

　紫色がかった紅斑は、IgA血管炎や老人性紫斑などの明らかな紫斑とは異なり、紫を基調とした赤のニュアンスを理解することで診断精度が向上します。このような紅斑を呈する皮膚疾患として、扁平苔癬や皮膚筋炎などの膠原病が挙げられます。これを藤紫色と表現します。紫斑とは異なる、紫がかった赤色の紅斑を識別できるようにすることが重要です。

◆3. 色が白みがかっているかどうか

　皮疹の色を形成しているものと、あなたが見える間にどれくらいの障害物があるか、というのがもうひとつ重要な問題です。皮膚の厚みや透明度、浮腫の有無、角質層の状態、皮脂の量などによって、色の見え方は大きく変わります。例えば、角質層が厚く透明度が低いと、下層の色が透けにくくなります。また、浮腫があると光の屈折が変化し、色調が異なって見えることがあります。

　晴れた日に新幹線から見える遠くの山と、霧の日に見える遠くの山の違いを考えるとわかりやすいと思います。視界を遮るものが少ないと鮮明に見えますが、霧や霞があるとぼやけて見えます。同様に、皮膚の下にある病変も、間にある組織や液体の量や性質によって、その色や明瞭さが変わるのです。

VI. 実際にやってみる（生成 AI の力を部分的に借りる場合）

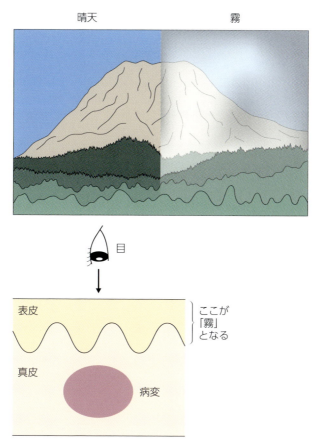

図3　色源との間に組織や液体がある場合の見え方の違い

　このように病変と目の間に表皮などの障害物があると、白っぽくぼやけて見えます（図3）。

　さらに病変部と障害物の関係が色に反映されるのが、色素性母斑（いわゆるホクロ）です。

　色素性母斑に関しては、単純にホクロが皮膚の中のどの深さに存在するかで色が変わってきます（図4）。

◆4. 黄色っぽい皮疹

　皮膚科診療において、黄色系の色調は特定の疾患の診断において重要な

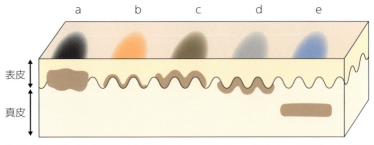

沈着部位	皮膚の色調	代表的疾患
a 表皮内～真皮表皮接合部	黒色	母斑細胞母斑（複合母斑）、悪性黒色腫
b 基底層	褐色ないし黒褐色	肝斑、雀卵斑、カフェオレ斑
c 基底層～表皮中層	茶色ないし黒色	母斑細胞母斑（境界母斑）
d 真皮乳頭層	紫褐色ないしスレート色	扁平苔癬、色素失調症、固定薬疹
e 真皮深層	青色	蒙古斑、青色母斑、太田母斑

図4　メラニン沈着部位と疾患

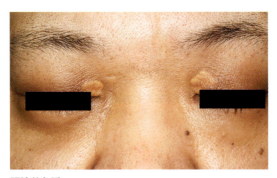

眼瞼黄色腫
（山本俊幸. 見てわかる皮膚疾患　診察室におきたいアトラス. 東京：中外医学社. 2019年. p.272. 同書は，以下，山本俊幸. 見てわかる皮膚疾患. 2019年. と略す）

手がかりとなります。特に、黄色腫と伝染性膿痂疹はその代表的な例です。

黄色腫は、コレステロールやその他の脂質が皮膚内に蓄積することによって形成される淡黄色の腫瘤です。この腫瘤は、脂質を多量に取り込んだ

VI. 実際にやってみる（生成 AI の力を部分的に借りる場合）

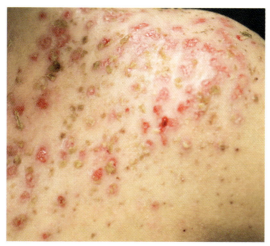

伝染性膿痂疹
（川田　暁．見てわかる皮膚疾患．2019年，p.11）

泡沫細胞が真皮内に浸潤することによって生じます。黄色腫は高脂血症と関連していることが多く、特に眼瞼（まぶた）に好発します。眼瞼黄色腫は、上眼瞼の内側にできる扁平でやや隆起した結節であり、見た目が黄色いことからその名が付けられています。興味深いことに、高コレステロール血症を持つ患者の中でも、約 70％ は血清中の脂質異常を示さないことがあります。

　一方、伝染性膿痂疹では、蜂蜜色の痂皮が特徴的です。この色調は、滲出液中のフィブリンや炎症性細胞が乾燥して形成されるものであり、感染症特有の色合いです。蜂蜜色の痂皮は、細菌感染によるものであり、その存在は診断上非常に重要です。

　さらに黄色っぽく見える皮膚疾患に脂腺母斑（しせんぼはん）があります。脂腺母斑は、主に顔面や頭部に見られる皮膚の異常で、通常は生まれつき存在します。色調は黄色から蒼白色で、直径は 1 〜 10cm 程度の円形または線状の斑点として現れます。特に頭部にできると、その部分に脱毛が生じることがあります。脂腺母斑が黄色っぽく見える主な理由は、皮膚内の脂腺が異常に増殖し、脂肪成分が多く含まれるためです。脂肪は黄色

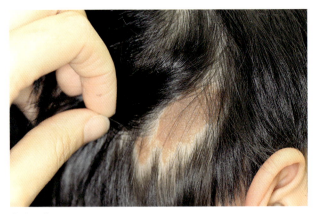

脂腺母斑
(佐藤貴浩, 山本俊幸. 見てわかる皮膚疾患 診察室におきたいアトラス. 東京：中外医学社. 2019年, p.236, 同書は, 以下, 佐藤貴浩, 山本俊幸. 見てわかる皮膚疾患. 2019年, と略す)

を呈する性質があるため、脂腺母斑の色調が黄色っぽく見えるのです。

◆5. 皮膚病変の表面がカサカサかツルツルか

皮膚病変（紅斑や腫瘍）の表面がカサカサしているかツルツルしているかは、皮膚疾患の診断において重要な手がかりとなります。一般的に、病変の表面がカサカサしている場合、これは鱗屑や角化を伴う表皮の病変を示すことが多いです。一方、表面がツルツルしている場合、表皮には明らかな病変がなく、真皮の病変である可能性が考えられます。

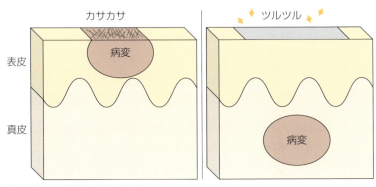

図5 表皮の状態と病変の位置

VI. 実際にやってみる（生成 AI の力を部分的に借りる場合）

具体的には、鱗屑は死んだ表皮細胞が蓄積して乾燥したものとして現れ、乾癬や脂漏性皮膚炎などで見られます。

一方、真皮の病変は、薬疹や膠原病など、体内からの原因によって引き起こされることが多く、表面がツルツルしている紅斑として現れることがあります。

このような表面の特徴を正確に記載することで、生成 AI などのツールを活用した診断の精度が向上します。

◆6. 大きさや形をどのように表現し生成 AI に伝えるか？

皮膚病変の大きさを記載するのに、教科書的な用語としては粟粒大や米粒大などがあります。皮膚科専門医であれば当然これらは覚えておくべき用語ですが、非専門医で決して暗記をしなくても問題ありません。正確に表現するのなら、ものさしやノギスを使って、皮疹の大きさを○○ミリや○○センチと表現しましょう。ものさしが手元にない場合、イメージが付くものの大きさを表現すれば大丈夫です。マッチ棒の頭の大きさくらいとかゴルフボールくらいの大きさとか、そんな感じでも生成 AI は理解できます。

形に関しても同様です。円形なのか楕円形なのか、帯状なのか地図状なのかを説明できるようにしましょう。

覚えておくと便利な皮膚科用語に「びまん性」があります。びまん性とは、皮疹が体の広い範囲に分布していることを指します。薬疹など全身に皮疹が広がる皮膚疾患では、皮疹がびまん性に存在し、癒合し局面を形成します。局面とは、複数の皮疹が融合してできた比較的広い病変のことです。

◆7. 写真だけでは伝わらない情報も診断に重要

病変部位が痒いのか痛いのかは、臨床写真だけではわかりません。それ以外にも、硬いのか柔らかいのか、腫瘍から匂いがするのかどうか、発赤は熱を持っているのかどうか。こういった情報は、写真だけではわからない診断に必要な重要な情報です。悪臭があれば感染を起こしている可能性

もあり、「悪臭あり」と記載し生成 AI に情報を渡すことが必要です。また、硬いのか柔らかいのか、熱を持っているかどうかについては、「周囲の健常な皮膚と比較して」という枕詞をつければ理解しやすいでしょう。周囲の健常な皮膚と比較して硬い皮膚病変、周囲の健常な皮膚と比較して熱を持つ紅斑、といった感じで捉えましょう。

AI を活用すれば、皮膚科医でない先生方もある程度の診断が可能になるだろう。でも、最終的な判断は人間の医師が責任を持って行う必要があるんだ。

責任...ボクも誰かのために責任ある判断をしたいっピ...

チャッピー、君はもう十分に役立っているよ。

（少し俯いて）
でも、何か大切な使命を忘れている気がするっピ...

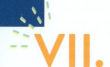

VII. 生成AIをフルに活用する方法
本章のつかいかた

　非皮膚科専門医にとって間違えやすい、または重要な疾患について挙げました。臨床写真を見て正確に診断できることが理想ですが、これができるようになるには時間がかかります。もし臨床写真を生成AIにアップロードし、診断を依頼できる環境が整い（倫理的な課題を解決する必要があります）、それが可能であれば、診断の負担は軽減されるでしょう。しかし、現状ではそのような環境が整っている方は多くないと思われます。

　そこで、写真を見た上で、AIにどの情報を伝えれば診断に近づくのかを学んでいただきたいと思います。**正確な診断を得るためには、できる限り詳細かつ正確な情報をAIに伝えることが重要**です。そのため、AIに情報を伝える技術を磨くことが、正確な診断を導く鍵となります。

1 経過をChatGPTに入力し、じんま疹と薬疹を見分ける

プロンプト

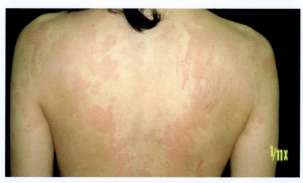

（佐藤貴浩. 見てわかる皮膚疾患　診察室におきたいアトラス. 東京：中外医学社. 2019年, p. 22. 同書は、以下、佐藤貴浩. 見てわかる皮膚疾患. 2019年, と略す）

VII. 生成 AI をフルに活用する方法

あなたは優秀な皮膚科専門医です。アップロードした皮膚疾患の鑑別診断をあげてください。また、確定診断に必要な問診、検査を提案してください。

生成 AI の力を部分的に借りる場合の臨床的記載
皮疹の種類
― 膨疹：一過性の盛り上がりで、24 時間以内に消失することが特徴です。内部に液体は含まれていません。
― 皮疹の色：赤
― 皮疹の形：不整形
― 皮疹の分布：左右対称
― 皮疹の数：多発
― 皮疹の大きさ：直径数 cm 大

ChatGPT の回答
画像に基づいて、以下の鑑別診断を考慮します。

鑑別診断
1. 薬疹（Drug Eruption）：特定の薬物の服用後に皮膚に紅斑が現れる場合があります。症状は薬の摂取を中止することで改善することが多いです。
2. 慢性麻疹（Chronic Urticaria）：定期的に出現し、持続的な紅斑や浮腫が特徴です。
3. 接触皮膚炎（Contact Dermatitis）：特定の物質への接触後に皮膚反応が起こる場合があります。
4. サーモグラニュロマトーシス（Erythema Annulare Centrifugum）：多形性紅斑と混同されることが多いですが、特徴的な円形の紅斑が見られます。
5. 紅斑性狼瘡（Lupus Erythematosus）：日光への感受性や関節痛などの全身症状を伴うことがあり、特徴的な形紅斑が顔に現れることがあり

ます。

確定診断に必要な問診と検査

1. 問診

- 最近使用した薬剤やサプリメント、使用開始時期と症状の出現との関連性。
- 食品アレルギーの既往歴や最近の食事内容。
- 皮膚反応のトリガーとしての接触物質（例：化粧品、金属、植物など）。
- 同様の症状の既往歴と、症状の進行・改善パターン。
- 全身症状の有無（発熱、関節痛、日光過敏など）。

2. 検査

- **皮膚生検**：病理学的評価のために、紅斑部分の皮膚生検を実施。
- **血液検査**：全血球計算（CBC）、肝機能検査、腎機能検査、抗核抗体（ANA）テストなどを含む。
- **パッチテスト**：アレルギー性接触皮膚炎を疑う場合に実施。
- **IgE 検査**：アレルギー性疾患を疑う場合には、総 IgE および特異的 IgE 検査を考慮。
- **薬剤誘発試験**：特定の薬物に関連する疑いがある場合、厳密な医療監視下での試験。

これらの情報を組み合わせて、最も適切な診断を導くことが可能です。

◆ **解説**

　皮膚科以外の専門の医師が間違いやすい疾患に、薬疹とじんま疹があります。写真のように背部全面に赤みがあると、頭に浮かぶ疾患はどうも薬疹かじんま疹になるようです。

　じんま疹は、皮膚科以外の専門の先生も確実に診断して欲しい疾患です。

VII. 生成 AI をフルに活用する方法

ステップ 1 として、膨疹と紅斑を見分けることが重要です。

ChatGPT に紅斑と膨疹の見分け方について聞いてみましょう。

紅斑（こうはん）と膨疹（ぼうしん）の見分け方は、いくつかの特徴に基づいて行います。

ChatGPT の回答

1. 紅斑（こうはん）

- **定義**：皮膚の毛細血管が拡張することによって皮膚が赤く見える状態です。炎症や血液の滞留によって引き起こされます。
- **特徴**：
  - 色は赤やピンク色。
  - 圧力をかけると色が消える（圧退性）。
  - 皮膚の表面は滑らかで、通常、触っても凹凸は感じられません。
  - 多くの場合、痒みや痛みを伴うことがありますが、必ずしもそうではありません。

2. 膨疹（ぼうしん）

- **定義**：真皮の浮腫（むくみ）によって皮膚が盛り上がった状態を指します。蕁麻疹（じんましん）の症状としてよく見られます。
- **特徴**：
  - 盛り上がった、しこりのような形状。
  - 表面は滑らかでなく、ふくらみがあります。
  - 色は白っぽいこともありますが、周囲が赤くなることがあります。
  - 一般に短時間で出現し、数時間以内に消えることが多い（急速な発生と消失）。
  - 強い痒みを伴うことが一般的です。

見分けるポイント

- **形状と触感**：紅斑は皮膚の色の変化だけで、触っても皮膚の盛り上がりはありません。一方、膨疹は皮膚が実際に盛り上がっており、触るとはっきりと分かります。

- **圧退性**：紅斑は圧力をかけると色が消えるのに対し、膨疹は圧力をかけても消えません。
- **時間的な変化**：紅斑は数日間持続することがありますが、膨疹は短期間で変化し、消えることが多いです。

これらの特徴を踏まえ、紅斑と膨疹を適切に見分けることが重要です。臨床診断においては、患者の病歴や症状の経過も考慮しながら診断を行います。

ChatGPT が言う通り、紅斑と膨疹の見分け方の大きなポイントは、触ったときに盛り上がっているかどうかと、一個一個の個疹が24時間で消えるかです。

◆ ポイント

じんま疹は、全身に痒みを伴う膨疹が出現する。膨疹は皮膚が盛り上がっているのが触知できる。

右の写真は、膨疹は盛り上がっているのが触知できるのがよく伝わると思います。

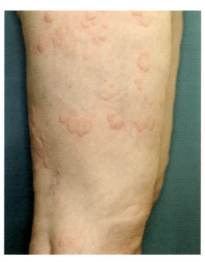

（近畿大学皮膚科症例）

VII. 生成AIをフルに活用する方法

　皮疹が盛り上がっているかどうかだけでは、診断を間違う場合があります。例えば、以下の症例です。

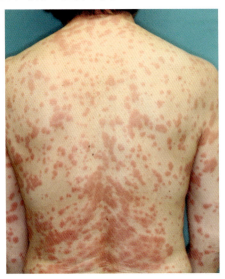

（近畿大学皮膚科症例）

　一部、皮疹が盛り上がっているように見えますが、これはじんま疹ではなく薬疹の症例です。そこでやはり重要となってくるのが、持続時間です。
　では以下の写真は紅斑か膨疹かわかりますでしょうか？

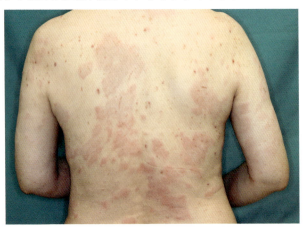

（近畿大学皮膚科症例）

1 経過を ChatGPT に入力し、じんま疹と薬疹を見分ける

　写真から、皮疹が盛り上がっているかどうか、判断が難しいかと思います。一部、皮疹が盛り上がっているようにも見えます。問診で個疹の持続時間を確認したところ、24 時間以上でした。これはじんま疹様血管炎という病気です。

◆ じんま疹様血管炎とは？

　じんま疹様血管炎は、以下の特徴を持つまれな臨床病理学的疾患です。

主要特徴

　24 時間以上持続する慢性または再発性のじんま疹様病変

　皮膚生検で白血球破砕性血管炎の組織病理学的特徴を示す

　色素沈着を残して消退する可能性がある病変

臨床像

　疼痛、灼熱感、または痒みを伴う皮膚病変

　触知可能な紫斑

　一部の症例では血管性浮腫

　関節、肺、消化管、眼に影響を及ぼす可能性のある全身症状

病態生理

　補体カスケードの活性化を伴う免疫複合体介在性疾患

　正補体性と低補体性の形態に分類される

　低補体性形態は抗 C1q 自己抗体と関連し、より重度の全身性病変を伴う

診断

　持続性じんま疹様病変の臨床的特徴

　白血球破砕性血管炎を示す皮膚生検

　補体レベルの評価と基礎疾患の検索のための臨床検査

関連疾患

　じんま疹様血管炎は特発性、または以下の疾患と関連することがある

　　全身性エリテマトーデスなどの自己免疫疾患

　　感染症

　　薬剤反応

VII. 生成 AI をフルに活用する方法

> 　　悪性腫瘍
>
> **治療**
> 　　重症度に応じて以下の治療が行われる
> 　　　軽症例には抗ヒスタミン薬、ダプソン、コルヒチン
> 　　　より重症例にはコルチコステロイド
> 　　　難治例にはメトトレキサート、アザチオプリン、シクロスポリンなどの免疫抑制剤（保険適用外）
> 　　　一部の症例ではリツキシマブやオマリズマブなどの生物学的製剤が有望（保険適用外）

　このように、皮膚科以外の先生にとってじんま疹と薬疹は混同しやすい病気になります。個疹の持続時間を確認することが重要です。また、じんま疹様血管炎という病気があることも覚えておきましょう。

じんま疹と薬疹は、症状が似ているため、鑑別が難しい場合があるんだ。

先生、じんま疹と薬疹の 2 つの違いは何っピ？

じんま疹は一過性の膨疹で、薬疹は薬に対するアレルギー反応で持続することが多いんだ。

なるほど……理解したっピ！

2 ChatGPTの力を借りて重症薬疹の初期症状を見逃さない

> **プロンプト**
> あなたは優秀な皮膚科専門医です。アップロードした皮膚疾患の鑑別診断をあげてください。また、確定診断に必要な問診、検査を提案してください。

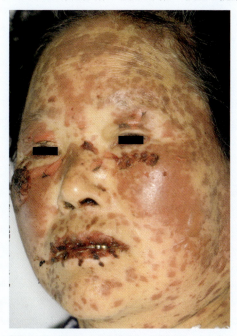

(川田　暁．見てわかる皮膚疾患．2019年，p. 41)

生成AIの力を部分的に借りる場合の臨床的記載

皮疹の種類
- 紅斑：顔面全体に広範な発赤が見られる。
- びらん：皮膚の一部が剥がれて、びらん面が露出している。
- 痂皮：眼瞼、口唇周囲に乾燥した痂皮が形成されている。

皮疹の色
- 赤：顔面全体の紅斑が鮮やかな赤色を呈している。
- 茶色：痂皮は茶色がかっており、乾燥が進んでいる。

VII. 生成 AI をフルに活用する方法

皮疹の形

— **不整形**：紅斑や痂皮の形は不整形であり、境界が不明瞭。

— **地図状**：顔全体に紅斑が広がり、地図状の分布をしている。

皮疹の分布

— **左右対称**：顔全体に左右対称に分布している。

— **特定の部位**：顔面、特に眼瞼周囲と口唇部に病変が集中している。

皮疹の大きさ

— **直径**：紅斑の直径は数 cm 大の範囲に及んでいる。痂皮は局所的に 5〜10mm 程度の大きさ。

ChatGPT の回答

画像を基に鑑別診断を進める際、まず考慮すべき疾患はいくつかあります。以下が鑑別診断の候補です。

鑑別診断の候補

1. 中毒性表皮壊死症（TEN）

・広範囲の皮膚剥離、紅斑、壊死を伴う急性皮膚疾患です。

・しばしば粘膜病変が認められ、生命を脅かす状態に進展することがあります。

2. 多形紅斑重症型（Stevens–Johnson 症候群）

・顔面や体幹に典型的な標的状病変が現れることがあり、粘膜病変も頻繁にみられます。

・重症型は、中毒性表皮壊死症（TEN）に進展することがあります。

3. 水疱性類天疱瘡

・主に高齢者に多く、皮膚に大きな水疱が形成される疾患です。

・粘膜病変が見られる場合もあり、痒みが強いのが特徴です。

4. 尋常性天疱瘡

・粘膜および皮膚に水疱が現れる自己免疫疾患です。顔や口腔内病変が典型的です。

2 ChatGPT の力を借りて重症薬疹の初期症状を見逃さない

5. 壊死性遊走性紅斑（脾臓グルカゴノーマ症候群）

• 顔面や体幹に壊死性の紅斑がみられます。

確定診断に必要な問診

• **薬剤の使用歴**：新たに服用を開始した薬剤（特に抗菌薬や抗癲癇薬など）は、薬剤アレルギーのリスクを評価する上で重要です。
• **全身症状**：発熱、倦怠感、粘膜症状（口腔内、眼、外陰部）の有無を確認します。
• **過去の皮膚疾患の既往歴**：自己免疫疾患の既往歴や家族歴の有無も確認する必要があります。

確定診断に必要な検査

• **皮膚生検**：免疫蛍光染色や組織学的検査により、表皮と真皮の間に水疱が形成されているかどうかや、自己抗体の存在を確認します。
• **血液検査**：全身性炎症反応（CRP、白血球数など）や自己抗体（抗 BP180 抗体、抗デスモグレイン抗体など）を測定することで診断の補助とします。
• **粘膜の検査**：眼、口腔、性器の粘膜に病変がある場合、それらの生検や細菌培養も必要です。

この情報をもとに鑑別診断を行い、必要な追加検査を進めることが重要です。

◆解説

　薬疹は皮膚科専門医の先生以外も診察する皮膚疾患でもっとも多いものの一つです。薬剤による有害事象を考えてみた場合、皮膚の有害事象（薬疹）は、全体の 30-40％を占めています。大部分は、播種状紅斑丘疹タイプと呼ばれる軽症のものであり、重症タイプの Stevens-Johnson 症候群（SJS）や TEN 型薬疹は稀です。それでも、重症化した際に、大きな問題となるのが薬疹です。

JCOPY 498–06388

67

VII. 生成AIをフルに活用する方法

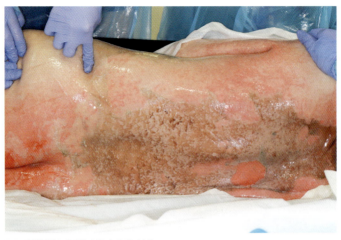

TEN 型薬疹（近畿大学皮膚科症例）

　ここで理解しておいて欲しいのは、重症薬疹もはじめ軽症から始まるということです。下の図を見てください。

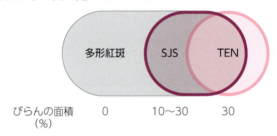

図1　多形紅斑、SJS、TEN の病型相関図
（清水宏．あたらしい皮膚科学 第3版．中山書店．2018年．p.156 を参考に作成）

　これは、医学部の授業でも習う多形紅斑から皮疹が重症化していく流れです。できれば、多形紅斑の段階で医療従事者は診断し、重症化しそうであれば早めにステロイドパルス療法など行いたいところです。そこで、覚えておいてほしいのが皮疹の変化です。TEN 型薬疹では全身の 30％以上にびらんが広がりますが、この最終形のびらんがどういう変化を辿っていくのか理解すれば、初期は診断がつきやすいでしょう。イメージとしては、やけどです。

 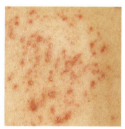 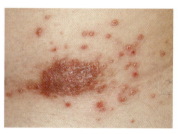

図2　紅斑→水疱→びらん

　重症薬疹でみられるびらんは、必ず上記の流れをとります。びらんになる前の水疱で、危険を察知することが重要です。さらに言えば、水疱になる前の紅斑で気がつけば、早期に治療介入が可能となります。では、このびらんに進む紅斑の特徴はなにか？　それが多形滲出性紅斑（多形紅斑）です。

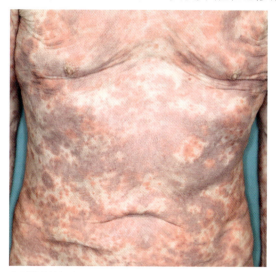

多形滲出性紅斑（近畿大学皮膚科症例）

◆多形滲出性紅斑（多形紅斑）

　胸部から腹部にかけて、鮮紅色から暗赤色の紅斑が多数見られます。よーく見ていただくと、紫っぽい紅斑が中心に的状になっている部分が多数あるのがわかります。これが標的状病変（target lesion）と呼ばれるもので、多形紅斑に特徴的な皮膚病変です。中心の紫色っぽい紅斑は、時間の

VII. 生成 AI をフルに活用する方法

経過とともに水疱になる可能性が高く、拡大していきます。この写真のような皮疹をみたら、明日には SJS に移行しているかもしれないと考え、ステロイドの全身療法を検討します。

　以下は別の患者さんの臨床写真になりますが、標的状病変がわかりますか？

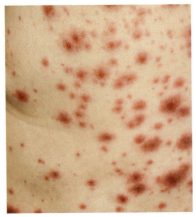
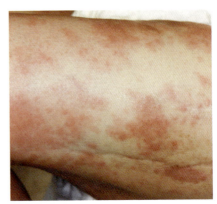

標的状病変（それぞれ別の患者. 近畿大学皮膚科症例）

この段階で被疑薬はストップし、全身治療の検討を行うのが良いでしょう。

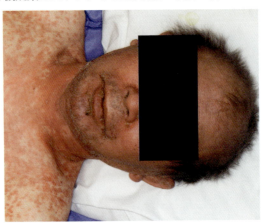

SJS（近畿大学皮膚科症例）

この方は SJS の症例ですが、紫色の紅斑の面積も広く、このまま症状が

2 ChatGPT の力を借りて重症薬疹の初期症状を見逃さない

進めば TEN 型薬疹となる患者さんです．胸部には標的状病変もみられます．

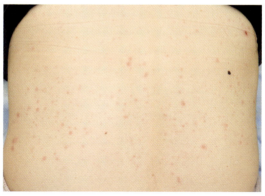

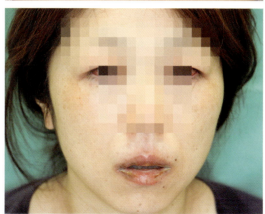

粘膜疹がある場合（近畿大学皮膚科症例）

体幹の皮疹が軽度であっても，粘膜疹がある場合は注意が必要です．特に結膜の充血が眼症状の初期のサインとしてみられます．症状がすすむと，偽膜形成，結膜上皮にびらんを生じることがあり，重篤な場合は後遺症を残す場合があります．

　重症薬疹の初期である多形紅斑は，EM major（多形紅斑重症型）と EM minor（多形紅斑軽症型）にわかれます．

VII. 生成AIをフルに活用する方法

◆EM major・minor の症状の範囲と重症度

　EM minor は主に皮膚に限定され、粘膜病変を伴わない比較的軽度の症状です。四肢の伸側に対称的に紅斑が現れ、発熱を伴わないことが多いです。

　EM major は粘膜病変を伴い、発熱や全身症状を伴うことが多く、より重症です。皮疹は四肢だけでなく全身に広がることがあります。

　大きな違いは、粘膜症状と発熱。多形紅斑に加えて、この2つが見られるかどうかが、重症型薬疹への移行を備えて治療の強度を検討する指標となるでしょう。

薬疹は、初期の段階で適切な治療を行えば、重症化を防ぐことができるんだ。

(ディスプレイにフローチャートを表示)
先生、これで合っているっピか？

チャッピー、どうしてこんな詳細な情報を？

わからないっピ。でも、頭の中に浮かんできたっピ……

3 単純疱疹と帯状疱疹は、ChatGPTでも区別が難しい

> **プロンプト**
>
> あなたは優秀な皮膚科専門医です。アップロードした皮膚疾患の鑑別診断をあげてください。また、確定診断に必要な問診、検査を提案してください。

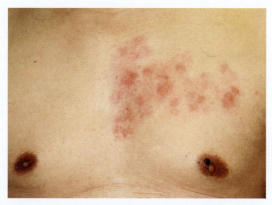

（川田　暁．見てわかる皮膚疾患．2019年，p.145）

生成AIの力を部分的に借りる場合の臨床的記載

皮疹の種類

　　── **紅斑**：胸部に広がる紅斑が確認される。

　　── **水疱**：紅斑の上に小さな水疱が点在している。

皮疹の色

　　── **赤**：紅斑は鮮やかな赤色を呈している。

皮疹の形

　　── **不整形**：紅斑や水疱の形は不整形で、境界が明瞭ではない。

皮疹の分布

　　── **片側のみ**：胸部に限局して片側にのみ分布している。

皮疹の大きさ

　　── **直径**：紅斑の範囲は数cm大にわたる。水疱は直径3〜5mm程度の大きさ。

VII. 生成 AI をフルに活用する方法

ChatGPT の回答

この画像は胸部に見られる皮疹です。画像をもとに鑑別診断として考えられる主な疾患は以下のとおりです。

鑑別診断

1. 帯状疱疹（Herpes Zoster）
- 典型的には、痛みや痒みを伴う一側性の紅斑と水疱が現れ、神経支配領域に沿って分布することが特徴です。特に胸部では肋間神経に沿った分布が見られることがあります。

2. 接触皮膚炎
- アレルゲンまたは刺激物に対する皮膚の反応として、一側性に限局した紅斑や丘疹が現れることがあります。既往歴や接触した物質の有無を確認することが重要です。

3. 湿疹
- 慢性または急性の湿疹性皮膚炎が局所的に発生することがあり、痒みを伴う紅斑、丘疹、あるいは水疱が形成されることがあります。

4. 汗疹（あせも）
- 特に暑い季節や汗をかきやすい部位に紅斑や丘疹が現れることがあり、痒みを伴うことがあります。

5. その他ウイルス性皮疹
- 他のウイルス感染、特に単純ヘルペスウイルスやその他のウイルス性皮膚感染も鑑別に考慮する必要があります。

確定診断のための問診と検査

1. 問診
- **発症の経過と疼痛の有無**：痛みが強い場合、帯状疱疹の可能性が高くなります。
- **水疱の有無**：帯状疱疹は典型的には水疱を伴うことが多いので、出現していない場合は早期の可能性があります。

3 単純疱疹と帯状疱疹は、ChatGPT でも区別が難しい

- **過去の同様の症状の有無**：再発性の可能性を確認します。
- **最近のストレスや疲労の有無**：帯状疱疹は免疫力の低下が引き金になることがあります。
- **他の症状（発熱、全身状態の悪化など）**：全身症状があるかどうかを確認します。

2. 検査
- **Tzanck 試験**：水疱がある場合に実施し、ウイルス感染（特に帯状疱疹や単純ヘルペス）の確認ができます。
- **PCR 検査**：帯状疱疹ウイルスの特定に有効です。
- **パッチテスト**：接触皮膚炎が疑われる場合、アレルゲンを特定するために行います。
- **血液検査**：全身感染症や免疫状態の評価を行うために有用です。

この患者の場合、帯状疱疹が最も疑われますが、他の疾患も考慮しつつ、問診と検査を進めて確定診断を行うことが重要です。

◆解説

　ヘルペス感染に伴う皮疹は、皮膚科以外でもよく遭遇する皮膚疾患の一つです。一般的にヘルペス感染といえば、単純疱疹と帯状疱疹が挙げられます。単純疱疹は、単純ヘルペスウイルス（HSV）によって引き起こされる皮膚疾患です。HSV には 1 型と 2 型があり、1 型は主に口唇ヘルペスを、2 型は性器ヘルペスを引き起こします。一方、帯状疱疹は、水痘・帯状疱疹ウイルス（VZV）によって引き起こされます。このウイルスは水痘（水ぼうそう）を引き起こした後、体内に潜伏し、細胞性免疫が低下した際に再活性化して帯状疱疹を発症します。

　帯状疱疹を診断するポイントはいくつかあります。大事なことに、①正中線を越えない、②急性である、が挙げられます。

VII. 生成AIをフルに活用する方法

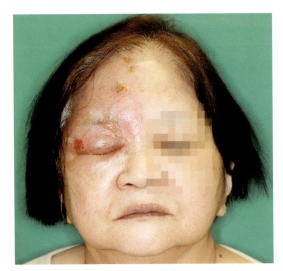

顔面正中部でわかれる帯状疱疹（近畿大学皮膚科症例）

　この患者さんの紅斑と水疱は、顔面正中部でしっかりわかれていることがわかります。

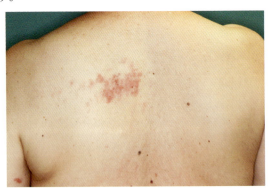

帯状疱疹（近畿大学皮膚科症例）

　この症例も、紅斑や水疱は軽度ですが、皮疹部が正中線を越えておらず帯状疱疹です。

3 単純疱疹と帯状疱疹は、ChatGPT でも区別が難しい

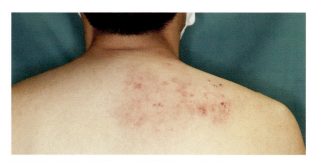

正中線を越えない帯状疱疹（近畿大学皮膚科症例）

　正中線を越えていません。水疱はみられませんが、痂皮があります。後期の帯状疱疹、もしくは治癒後の所見です。

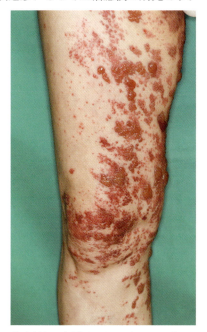

血疱がある事例（近畿大学皮膚科症例）

　症状が強い場合、水疱ではなく血疱が認められる場合もあります。
　では、以下の症例はどうでしょうか？　3〜4日前から左大腿部に出現した血疱と紅斑、疼痛もあります。

VII. 生成 AI をフルに活用する方法

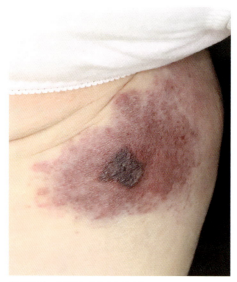

単純疱疹（近畿大学皮膚科症例）

　この症例は単純疱疹でした。皮膚科専門医でも、単純疱疹と帯状疱疹の診断に迷う場合があります。ここに関しては AI の力を借りても同じことでしょう。おすすめなのが、デルマクイック®という検査試薬を活用することです。単純疱疹用のデルマクイック®HSV と帯状疱疹用のデルマクイック®VZV を用いて、鑑別するのが良いでしょう。

　さて、最後に帯状疱疹の合併症について解説します。

・無菌性髄膜炎
・眼症状
・ラムゼイ・ハント症候群
・帯状疱疹後神経痛

表1　帯状疱疹に伴う合併症

◆帯状疱疹関連無菌性髄膜炎

　帯状疱疹に関連して発症する無菌性髄膜炎は、比較的稀ですが注意が必要な合併症です。旭川医科大学皮膚科の報告によると、2006 年から 10 年間で経験した 7 例の帯状疱疹関連無菌性髄膜炎のうち、全例において 37.5

3 単純疱疹と帯状疱疹は、ChatGPTでも区別が難しい

度以上の発熱が見られ、さらに5例（71.4%）には頭皮全体に広がる頭痛が確認されました。これは、帯状疱疹ウイルスが神経を侵すことで炎症が広がり、髄膜にも影響を及ぼすためと考えられます。このような症状が見られた場合には、迅速な診断と適切な治療が重要です。

◆Hutchinson 徴候

Hutchinson 徴候は、鼻尖部および鼻背部に帯状疱疹が見られた場合に、眼の合併症が高頻度で生じるリスクを示唆する徴候です。この徴候が見られた場合、眼症状を伴う可能性が高く、注意深い観察と早期の治療が必要です。

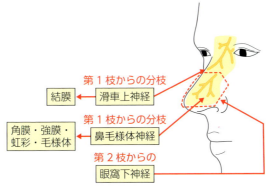

図1　鼻尖部鼻背部の神経
（清水 宏. あたらしい皮膚科学 第3版. 2018年. p.492）

Hutchinson 徴候のメカニズムについて説明します。この徴候に関与するのは、三叉神経第1枝である上側の滑車上神経と下側の鼻毛様体神経の2本の分枝です。鼻背部の滑車上神経は結膜にも分布しており、鼻尖部の鼻毛様体神経は角膜、強膜、虹彩、毛様体にも分布しています。このため、鼻尖部や鼻背部に帯状疱疹が見られた場合、これらの神経を介して眼に影響が及び、結膜炎や角膜炎などの眼症状を合併する可能性が高くなります。ただし、鼻尖部は三叉神経第1枝（鼻毛様体神経）と第2枝（眼窩下神経）との重複支配を受けているため、見た目に Hutchinson 徴候があるように見えても、実際には第2枝の領域である眼窩下神経の支配により眼症状を示さないことがあります。この点を鑑別することが重要です。

VII. 生成AIをフルに活用する方法

◆ラムゼイハント症候群

　ラムゼイハント症候群は、帯状疱疹ウイルスが顔面神経を侵し、顔面神経麻痺や外耳道の水疱を引き起こす病態です。耳周囲の痛みや難聴、めまいなどの症状が伴うことがあり、早期の抗ウイルス薬とステロイドの治療が効果的です。

◆帯状疱疹後神経痛（PHN）

　帯状疱疹後神経痛（postherpetic neuraloia: PHN）は、帯状疱疹が治癒した後も長期間にわたって痛みが続く状態で、患者のQOL（生活の質）を著しく低下させることがあります。特にハイリスク群としては、高齢者、重症例、強い痛みを伴う患者が挙げられ、これらの患者には早期からの痛み管理が求められます。PHNの治療には、抗うつ薬、抗てんかん薬、神経ブロックなど多様な治療法が使用されますが、予防的な抗ウイルス薬の使用も有効とされています。

単純疱疹と帯状疱疹は、水疱を伴うけれど、原因ウイルスが違うんだ。

単純疱疹はHSV、帯状疱疹はVZVが原因っピね！

その通りだ。よく知っているね、チャッピー。

不思議だけど、知っていたっピ……

文献
J Dermatol. 2017; 44: e268-e269.

4 ChatGPTを使って、正しいざ瘡治療を知ろう

> **プロンプト**
> あなたは優秀な皮膚科専門医です。アップロードした皮膚疾患の鑑別診断をあげてください。また、確定診断に必要な問診、検査を提案してください。

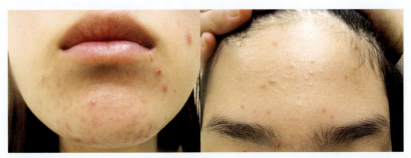

(川田　暁. 見てわかる皮膚疾患. 2019年, p.254)

生成 AI の力を部分的に借りる場合の臨床的記載

皮疹の種類
　　── 丘疹：額と顎に直径 5mm 以下の小さな盛り上がりが多数見られる。
　　── 膿疱：一部の丘疹に膿を持った盛り上がりが見られる。

皮疹の色
　　── 赤：丘疹および膿疱の周囲は赤みを帯びている。

皮疹の形
　　── 円形：丘疹と膿疱はほぼ円形を呈している。

皮疹の分布
　　── 左右対称：額と顎に左右対称に分布している。

皮疹の数
　　── 多発：複数の丘疹と膿疱が広範囲にわたって分布している。

皮疹の大きさ
　　── 直径：丘疹および膿疱の直径はおおよそ 1〜3mm 程度。

VII. 生成 AI をフルに活用する方法

ChatGPT の回答

この画像から見られる皮疹は、特に顔面の前頭部と顎周りにみられる小丘疹や膿疱が特徴的です。
以下の鑑別診断が考えられます。

鑑別診断
1. **尋常性ざ瘡（ニキビ）**
- 顔面やＴゾーン、特に皮脂の多い部位に見られることが多く、炎症性丘疹、膿疱が特徴的です。
2. **脂漏性皮膚炎**
- 皮脂腺の多い部位に見られ、炎症性丘疹と共に赤みや痒みを伴うことがあります。
3. **毛包炎**
- 毛包に炎症が起きて小膿疱が生じるもので、特に顔面や頭皮に発生しやすいです。
4. **酒さ性ざ瘡**
- 酒さに伴う皮膚疾患で、顔面に炎症性の丘疹や膿疱が見られることがあります。
5. **接触皮膚炎**
- 化粧品やスキンケア製品による接触性アレルギー反応が原因で炎症性の皮疹が生じることがあります。

確定診断に必要な問診
- **症状の経過**：皮疹が発生した時期や、増悪・寛解のパターンを確認します。
- **使用中の化粧品やスキンケア製品**：接触皮膚炎の可能性を排除するため、最近使用した製品の情報を収集します。
- **生活習慣やストレス状況**：尋常性ざ瘡や酒さに関連する可能性があるため、生活習慣、食事、睡眠、ストレスの状況についても確認します。
- **アレルギー歴**：アレルギー反応による皮疹の可能性も考慮し、アレルギ

4 ChatGPTを使って、正しいざ瘡治療を知ろう

一歴を確認します。

必要な検査
1. **皮膚病理組織検査**：膿疱が見られる場合、必要に応じて病理検査を実施し、炎症や細菌感染の有無を確認します。
2. **細菌培養検査**：膿疱内容を採取し、細菌培養検査を行うことで、毛包炎や細菌感染症の診断が可能です。
3. **アレルギー検査**：接触皮膚炎やアレルギー性疾患の可能性がある場合は、パッチテストやアレルギー検査を行います。

これらの情報を基により正確な確定診断に近づくことができます。

◆ 解説

　ざ瘡の診断において最も重要な要素は、面皰の存在です。面皰は、毛穴が皮脂や角質で詰まった状態を指し、白色面皰（閉鎖面皰）と黒色面皰（開放面皰）があります。これらはにきびの初期段階であり、診断の基準となります。面皰の存在を確認することは、治療方針を決定する上でも非常に

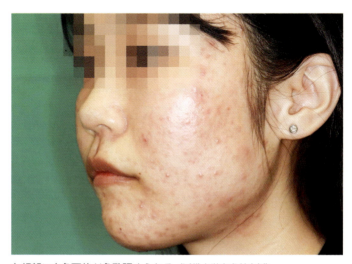

左頬部に白色面皰が多数認められる（近畿大学皮膚科症例）

83

VII. 生成AIをフルに活用する方法

重要です。白色面皰は閉じた状態で皮膚の下にあり、黒色面皰は毛穴が開いているため酸化して黒く見えるという特徴があります。

　面皰が進行すると、アクネ菌の増殖により炎症が起こり、紅色丘疹や膿疱が形成されます。これらの炎症性皮疹も診断の重要な指標です。炎症性皮疹は、紅色の隆起が見られる丘疹や、膿が溜まった膿疱などが含まれます。これらの症状が見られる場合、早期の治療介入が必要です。炎症が進行すると、皮膚の深い部分にまで影響を及ぼし、結節や囊腫といった重度の病変に進展することがあります。そのため、炎症性皮疹が見られた際には、迅速な診断と治療が重要です。

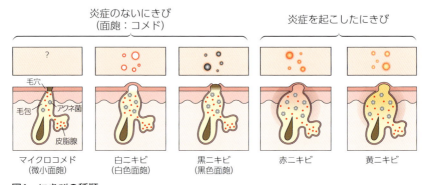

図1　にきびの種類

　ステロイドの使用は、ざ瘡を悪化させることがあります。また、**ざ瘡の病変（膿疱、結節など）は、特に炎症が長引くと瘢痕を残す**ことがあります。Tanらの研究（2017年）によると、炎症性ざ瘡病変の約5.7%が瘢痕に変わると報告されています。さらに、炎症性の紅斑や色素沈着が瘢痕に発展する可能性は高く、約83%が瘢痕になるとされています。ステロイドは短期間で炎症を抑える効果がありますが、長期間の使用は逆にざ瘡を悪化させるリスクがあり、治療方針には十分な注意が必要です。瘢痕の形成を防ぐためには、適切な治療を早期に行うことが重要であり、患者の皮膚の状態に応じた治療法の選択が求められます。

　ざ瘡（にきび）の瘢痕は、早期に適切な治療を行わないと深刻な影響を及ぼすことがあり、そのため早期治療の重要性は非常に高いです。ざ瘡を

早く治すことで、瘢痕の形成を防ぐことができます。ざ瘡の瘢痕には主に以下の種類があります。

◆陥凹性瘢痕（クレーター）

アイスピック瘢痕：細く深い凹みが特徴です。このタイプの瘢痕は、針で刺したような非常に細く深い凹みがあり、治療が難しいとされています。
ローリング瘢痕：皮下組織の線維による引き込みで生じる波状の凹みです。ローリング瘢痕は、肌の下の線維組織が引き込まれることで生じ、肌全体が波打つように見えるのが特徴です。
ボックスカー瘢痕：境界が明瞭で広範囲にわたる平坦な凹みです。ボックスカー瘢痕は、境界がはっきりとしており、比較的広い範囲にわたって浅い凹みが見られます。
肥厚性瘢痕：コラーゲンが過剰に生成され、皮膚が盛り上がる状態です。通常は時間とともに改善しますが、体質によってはケロイド化することもあります。肥厚性瘢痕は、特に胸や背中など、皮膚が厚い部位に生じやすく、触れると硬く感じられることがあります。
ケロイド：瘢痕が元の傷の範囲を超えて広がり、痛みや痒みを伴うことがあります。治療が難しい場合も多いです。ケロイドは、元の傷跡の範囲を大幅に超えて増殖し、痛みや痒みを引き起こすことがあり、生活の質に大きな影響を与えることがあります。

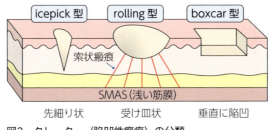

図2　クレーター（陥凹性瘢痕）の分類

ざ瘡の治療は抗菌薬が主体ではありません。この点を間違えないでください。抗菌薬は炎症を抑えるために使用されることがありますが、長期間の使用は耐性菌の発生リスクがあるため、注意が必要です。ざ瘡の治療で

は、皮膚の状態に応じた外用薬や内服薬を組み合わせ、炎症の進行を防ぐことが求められます。

◆治療ガイドライン

軽症の場合：アダパレン0.1％ゲルまたは過酸化ベンゾイル2.5％ゲルの外用を開始する。これらの薬剤は、皮脂の分泌を抑制し、毛穴の詰まりを防ぐ効果があります。

中等症の場合：アダパレン0.1％/過酸化ベンゾイル2.5％配合ゲルの外用、またはアダパレンと抗菌外用薬（クリンダマイシンなど）の併用を行う。中等症の場合、炎症がより顕著であるため、抗菌外用薬との併用により炎症を抑えつつ、毛穴の詰まりを解消することが重要です。

重症の場合：上記の外用薬に加えて、内服抗菌薬（ドキシサイクリンなど）を併用する。内服抗菌薬は、全身的な炎症を抑える効果があり、特に結節や嚢腫が見られる場合に有効です。

最重症の場合：上記の治療に反応しない場合は、ステロイド局所注射などを検討する。ステロイド局所注射は、炎症を直接抑える効果があり、結節や嚢腫が強い場合に使用されます。また、イソトレチノインの内服も検討されることがありますが保険適用外です。

◆維持療法

症状改善後も、アダパレンや過酸化ベンゾイルの外用を継続します。ただし、これらの外用薬は刺激が強く、かぶれや皮膚の赤みを引き起こすことがあります。維持療法は、ざ瘡の再発を防ぐために重要であり、症状が改善した後も継続的な外用が必要です。

4 ChatGPTを使って、正しいざ瘡治療を知ろう

ざ瘡、つまりにきびは思春期に多く見られるけれど、大人になってからも発症することがあるんだ。

先生、ざ瘡の治療にはどんな薬を使うんですかっピ？

主に過酸化ベンゾイルやアダパレンなどの外用薬を使用するよ。

抗菌薬は使わないんですかっピ？

ざ瘡に漠然と抗菌薬を使うのは良くないんだ。耐性菌を増やしてしまうからね。

なるほどっピ！ 抗菌薬を安易に使わないことが大切！

その通り。正しい診断と適切な治療薬の選択が重要なんだ。

（ディスプレイに治療薬の一覧を表示しながら）
先生、ボクもそれを覚えておくっピ！

文献

Tan J, Bourdès V, Bissonnette R, et al. Prospective study of pathogenesis of atrophic acne scars and role of macular erythema. Journal of drugs in dermatology: JDD. 2017, 16: 566-72.

VII. 生成AIをフルに活用する方法

5 ChatGPTを使わずともわかる接触皮膚炎

> **プロンプト**
> あなたは優秀な皮膚科専門医です。アップロードした皮膚疾患の鑑別診断をあげてください。また、確定診断に必要な問診、検査を提案してください。

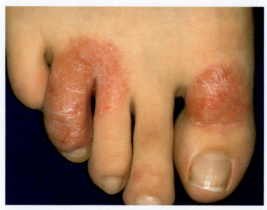

(川田　暁．見てわかる皮膚疾患．2019年, p. 17)

生成AIの力を部分的に借りる場合の臨床的記載

皮疹の種類
　　── 鱗屑：趾間に鱗屑が広がっている。
　　── 紅斑：趾間と足背に発赤が見られる。

皮疹の色
　　── 赤：趾間の紅斑が鮮やかな赤色を呈している。

皮疹の形
　　── 不整形：紅斑や鱗屑の形は不整形であり、境界が明瞭。

皮疹の分布
　　── 片側のみ：右足に限局している。

皮疹の大きさ
　　── 直径：紅斑の直径は1～2cm大。

5 ChatGPT を使わずともわかる接触皮膚炎

ChatGPT の回答

この画像では、足趾間に赤み、鱗屑、そして明らかな炎症が見られます。以下の皮膚疾患が鑑別診断に含まれると考えられます。

鑑別診断
1. **白癬（足白癬）**：足の間に湿疹が発生しやすく、鱗屑、痒み、紅斑が特徴です。真菌感染によるものです。
2. **接触皮膚炎**：外的刺激、例えば洗剤や靴材質に対するアレルギー反応や刺激が原因で生じる可能性があります。紅斑や鱗屑を伴うことがあります。
3. **汗疱（汗疹性湿疹）**：足の汗をかきやすい部位に水疱ができ、炎症を伴うことがあり、悪化すると角化や鱗屑が見られます。
4. **乾癬性関節炎**：足趾の乾癬が関節炎を伴い発症することがあり、鱗屑や紅斑を示すことがありますが、一般的には関節症状も伴います。

確定診断のための問診
- **症状の発症時期と経過**：いつからこの症状が出現したか、どのように悪化または改善しているか。
- **痒みや痛みの有無**：痒みの強さ、痛みがあるかどうかも診断の重要な手がかりです。
- **靴や靴下、外的刺激物の使用歴**：どのような靴や靴下を日常的に履いているか、また最近新しいものを使い始めたか。
- **他の部位の症状の有無**：手や体などに同様の症状が出ていないかどうかも確認します。
- **家族歴・過去の病歴**：白癬や乾癬、アレルギー疾患の家族歴や患者本人の過去の疾患歴。

必要な検査
1. **KOH 検査**：真菌感染（白癬）の疑いがあるため、鱗屑の部分を採取してKOH（水酸化カリウム）検査を行います。

VII. 生成 AI をフルに活用する方法

2. **皮膚パッチテスト**：接触皮膚炎の疑いがある場合は、アレルゲンを調べるためにパッチテストを行います。
3. **皮膚生検**：疑わしい場合、皮膚の一部を採取して病理組織学的検査を行い、乾癬や他の疾患の可能性を確認します。
4. **真菌培養**：真菌感染の確定診断には、真菌培養が有効です。

この情報をもとに、診断を確定するための適切な対応が取れると考えます。

◆**解説**

　# 皮疹に直線や直角が現れたらほぼ接触皮膚炎

　もし皮疹に直線や直角といった明確な形状が見られる場合、それは接触皮膚炎である可能性が非常に高いです。

　接触皮膚炎は、皮膚が外部の物質と接触することで生じる炎症性疾患であり、皮膚科領域で最も頻度の高い疾患の一つです。適切な診断と治療を行うためには、皮疹の特徴的な形状や分布、患者の生活環境や職業との関連性を詳細に評価することが重要です。

5 ChatGPTを使わずともわかる接触皮膚炎

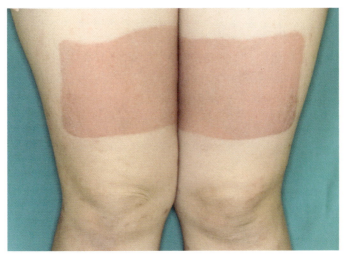

両大腿部に使用した湿布による接触皮膚炎。かぶれの原因の形状が残っているとわかりやすい（近畿大学皮膚科症例）

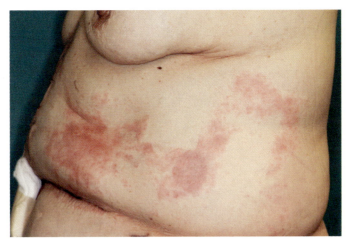

ガーゼを固定するテープにかぶれた症例。紅斑の辺縁に注目すると、直線や直角が明らか（近畿大学皮膚科症例）

VII. 生成 AI をフルに活用する方法

◆病態生理と皮疹の特徴

　接触皮膚炎は、アレルギー性と刺激性の 2 つに大別されます。アレルギー性接触皮膚炎は、ハプテンに対する遅延型過敏反応（Type IV hyper-sensitivity）が原因であり、ニッケル、クロム、ラテックスなどが代表的なアレルゲンです。一方、刺激性接触皮膚炎は、強酸、強アルカリ、溶剤などの物理・化学的刺激によって皮膚のバリア機能が損傷されることで生じます。

　皮疹の形状は、接触した物質の形状や接触パターンを直接反映します。例えば、金属製の腕時計やブレスレットを長時間装着すると、その金属部分が接触した部位に沿って線状の紅斑、丘疹、水疱などの皮疹が出現します。また、絆創膏や医療用テープの角ばったエッジ部分が皮膚に接触すると、直角的な皮疹が形成されます。これらの幾何学的な皮疹は、自然発生的な皮膚疾患では稀であり、接触皮膚炎を強く示唆します。

◆診断と鑑別診断

　接触皮膚炎の診断には、詳細な問診、身体診察、補助検査が不可欠です。問診では、症状の経過、使用製品、職業、既往歴などを聴取します。身体診察では、皮疹の形状、色調、分布パターンを詳細に観察します。皮疹が明確な境界を持ち、接触部位と一致している場合は接触皮膚炎を強く疑います。

　補助検査として、パッチテストが診断に有用です。標準化されたアレルゲンパネルを用いて、皮膚反応を評価します。即時型反応が疑われる場合は、プリックテストや血清特異的 IgE 抗体検査も必要です。

　鑑別診断としては、アトピー性皮膚炎、脂漏性皮膚炎、乾癬、疥癬、皮膚真菌症、薬疹などが挙げられます。必要に応じて、皮膚生検や培養検査、血液検査を行います。

5 ChatGPTを使わずともわかる接触皮膚炎

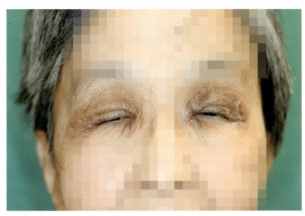

目薬による接触皮膚炎。かぶれの原因である目薬の成分が目の周りに広がり症状を引き起こす（近畿大学皮膚科症例）

◆ 治療法と予防策

　接触皮膚炎の治療の基本は、原因物質との接触を徹底的に避けることです。原因物質が特定された場合、患者にその物質を含む製品の使用中止や代替品の提案を行います。職業性の場合は、職場環境の改善や労働衛生の指導が必要です。

　薬物療法としては、外用ステロイド剤が基本です。抗ヒスタミン剤が処方されることも多いですが、痒みを抑える効果はそれほど期待できません。重症例では、ステロイドの全身投与が一時的に必要となることもあります。

接触皮膚炎は、原因物質との接触を避けることが一番の治療法なんだ。

（ディスプレイにニッケル製のアクセサリーの画像を表示）
この患者さん、ニッケルに反応しているみたいっピ！

どうしてそう思うんだい？

VII. 生成AIをフルに活用する方法

アクセサリーをつけた場所に症状が出ているからっピ。

素晴らしい推理だね、チャッピー。

（少し遠くを見つめながら）先生、ボクは何か大切なことを思い出しそうなんだっピ……。

6 皮疹を丁寧に記載することで、ChatGPTでも足白癬と掌蹠膿疱症の違いがわかる

> **プロンプト**
>
> あなたは優秀な皮膚科専門医です。アップロードした皮膚疾患の鑑別診断をあげてください。また、確定診断に必要な問診、検査を提案してください。

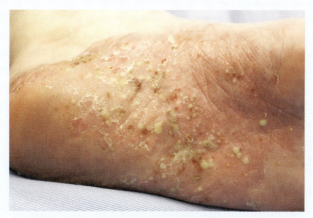

（山本俊幸．見てわかる皮膚疾患．2019年, p.66）

生成AIの力を部分的に借りる場合の臨床的記載

皮疹の種類
　── 膿疱：足底部に黄白色の膿疱が多発している。
　── 鱗屑：一部に乾燥した鱗屑が見られる。
　── 紅斑：膿疱周囲に発赤があり、炎症を伴っている。

皮疹の色
　── 黄白色：膿疱の内容物が黄白色を呈している。
　── 赤：膿疱周囲の紅斑が赤色を呈している。

皮疹の形
　── 不整形：膿疱や紅斑の形は不整形で、境界が明瞭でない部分がある。

皮疹の分布
　── 特定の部位：底部に集中している。

VII. 生成 AI をフルに活用する方法

皮疹の数
── **多発**：複数の膿疱が同一部位に存在し、集簇している。
皮疹の大きさ
── **直径**：膿疱の直径は約 1～3mm 程度の大きさである。

ChatGPT の回答

画像を確認したところ、足の底部に黄白色の膿疱や鱗屑、発赤が認められます。このような皮疹鑑別診断として、以下の疾患が考えられます。

鑑別診断
1. 膿疱性乾癬（掌蹠膿疱症）
2. 手足口病（特に成人における重症型）
3. 接触皮膚炎
4. 細菌感染（蜂窩織炎や膿痂疹）
5. 汗疱性湿疹
6. 真菌感染（足白癬に伴う膿疱形成）

確定診断に必要な問診と検査
問診
- **家族歴**：乾癬やアトピー性皮膚炎などの家族歴はないか。
- **過去の病歴**：乾癬、湿疹、白癬など皮膚疾患の既往歴があるか。
- **職業歴や生活習慣**：特に刺激物やアレルゲンとの接触機会が多いか（化学物質、洗剤など）。
- **薬剤歴**：最近使用した薬剤やサプリメントの有無。
- **症状の経過**：いつからこの症状が出始めたか、悪化と軽快のパターンはあるか。

検査
1. **皮膚生検**：病理組織学的に膿疱性乾癬などの特徴を確認。
2. **細菌培養**：細菌感染が疑われる場合は膿疱内容の培養検査。

6 皮疹を丁寧に記載することで、ChatGPT でも足白癬と掌蹠膿疱症の違いがわかる

3. **真菌培養検査**：真菌感染が疑われる場合は鱗屑の培養検査。
4. **血液検査**：特に乾癬の場合、CRP や白血球数の上昇がみられることがあります。
5. **パッチテスト**：接触皮膚炎の可能性がある場合、アレルゲンテストを実施。

これらの情報に基づいて確定診断を進め、適切な治療法を決定することが重要です。

◆ **解説**

　足や手の皮膚に異常が現れたとき、多くの人々はそれを「水虫（足白癬）」だと考えがちです。しかし、似たような症状を呈する疾患として「掌蹠膿疱症（しょうせきのうほうしょう）」があります。これら二つの疾患は症状が類似しているため、誤診や治療の遅れを招く可能性があります。

　水虫（足白癬）は、日本において非常に一般的な皮膚真菌感染症であり、成人男性の約 20％が罹患しているとされています。高温多湿な環境や高齢化社会の進展により、その発生率は増加傾向にあります。

　白癬菌は角質層に侵入し、ケラチン分解酵素を分泌して皮膚を破壊します。これにより、炎症反応が引き起こされ、特徴的な症状が現れます。臨床的には趾間型、小水疱型、角化型に分類されます。趾間型は足の指間に紅斑、びらん、浸軟が見られ、湿潤環境で悪化し、痒みが強いのが特徴です。小水疱型は足底や側面に小さな水疱が多発し、急性に発症して強い痒みを伴います。角化型は足底全体が角化し、乾燥、ひび割れが生じますが、痒みは比較的少ないです。

　診断には顕微鏡検査と培養検査が用いられます。顕微鏡検査では、患部の角質を採取し、KOH（10〜20％水酸化カリウム）処理を行い、分枝した菌糸や胞子を確認します。培養検査は菌種の特定と抗真菌薬感受性の評価を目的とし、Sabouraud 培地などが使用されます。

　一方、掌蹠膿疱症は、日本において特に中年女性に多く見られる慢性再

発性の皮膚疾患です．発症年齢は30〜60歳代が中心で，喫煙者に多い傾向があります．病因としては，免疫異常，生活習慣，病巣感染，遺伝的要因などが考えられています．免疫異常では，未特定の抗原に対する過剰な自己免疫反応や，IL-8，TNF-αなどの炎症性サイトカインの増加が関与しています．生活習慣では，喫煙によるニコチンのケラチノサイトへの作用や，ストレスによる自律神経の乱れが影響します．また，扁桃炎や歯周病などの慢性感染が免疫反応を引き起こす病巣感染も関与しています．遺伝的要因としては，HLA-B15，B35との関連が指摘されています．

さて，足白癬と掌蹠膿疱症を見分ける一番の方法は，顕微鏡検査ですがそれができるなら苦労しません．ChatGPTの力を借りて診断する場合は，どういう形状の皮疹なのか，足のどの部分にある皮疹なのか，を詳しく伝えてあげる必要があります．

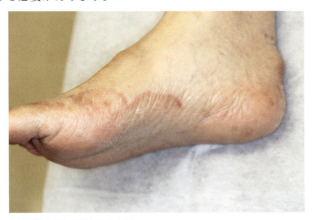

足白癬（近畿大学皮膚科症例）

例えばこの足白癬の皮疹は，紅斑なのですが縁取りの赤みが濃く見えます．環状紅斑と呼ばれるもので，この辺縁に鱗屑が多いと真菌感染を強く疑います．環状紅斑という言葉を知らなくとも，「紅斑の辺縁の方が赤みが強い」，「赤みが強い部分がカサカサしている」などの情報があれば，ChatGPTは的確に診断してくれます．

足の外側にある紅斑で，「紅斑の辺縁の方が赤みが強い」かつ「赤みが強い部分がカサカサしている」という症状は，白癬（いわゆる水虫，特に体

6 皮疹を丁寧に記載することで、ChatGPTでも足白癬と掌蹠膿疱症の違いがわかる

部白癬）を疑うべきです。紅斑の辺縁がより赤く、中央部分がやや落ち着いて見えることが多く、皮膚の乾燥や鱗屑（カサカサ）も伴うことが特徴です。

　ただし、他にも接触皮膚炎や貨幣状湿疹といった類似症状があるため、最終的な診断は臨床所見の詳細確認や場合によっては真菌検査（KOH検査）での確認が必要です。

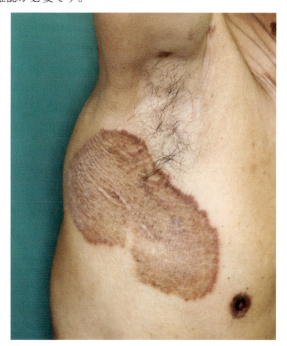

体部白癬（近畿大学皮膚科症例）

　白癬は足以外にもみられることがあり、この写真のような環状紅斑を呈します。他の疾患と鑑別する上で、辺縁に鱗屑があるかどうかは重要になります。

　例えば、以下のプロンプトをChatGPTに投げかけてみましょう。

> **プロンプト**
>
> 右腋窩から側腹部にかけて、手のひらくらいのサイズの茶色っぽい紅斑があります。紅斑の縁取りの色が濃く、辺縁の表面がカサカサしています。診断はなに？

VII. 生成 AI をフルに活用する方法

ChatGPT の回答

このような症状の記述は、辺縁に濃い色があり、表面がカサカサしている茶色っぽい紅斑であることから、いくつかの可能性を考慮することができます。

1. **白癬（体部白癬）**：カサカサした辺縁と紅斑があることから、皮膚真菌感染症である体部白癬が考えられます。これらは通常、中心がより淡い色で、辺縁が紅くカサカサすることが特徴です。
2. **乾癬**：表面がカサカサしている紅斑は乾癬を示唆する場合もありますが、典型的には銀白色の鱗屑が見られます。
3. **固定薬疹**：色素沈着が生じる紅斑で、薬剤による反応の場合も考えられます。
4. **菌状息肉症**：まれなケースとして、色素沈着を伴う紅斑で初期の症状がカサカサしていることがありますが、診断には皮膚生検が必要です。

最も可能性が高いのは体部白癬ですが、詳細な診察と場合によっては皮膚培養や生検が必要です。

　ChatGPT も鑑別診断の最初に体部白癬をあげてくれました。ではプロンプトを変えて、「辺縁の」という言葉を消します。つまり、カサカサの部位は紅斑全体にあると伝えてみましょう。

プロンプト

右腋窩から側腹部にかけて、手のひらくらいのサイズの茶色っぽい紅斑があります。紅斑の縁取りの色が濃く、表面がカサカサしています。診断はなに？

ChatGPT の回答

このような皮疹の記述から考えられる診断には、いくつかの可能性があります。主な候補として以下が考えられます：

6 皮疹を丁寧に記載することで、ChatGPTでも足白癬と掌蹠膿疱症の違いがわかる

1. **環状紅斑**：皮疹の縁取りが濃いことと、茶色っぽい色調が一致します。
2. **乾癬**：表面がカサカサしている場合、特にプラーク乾癬が疑われます。
3. **白癬（体部白癬）**：真菌感染によって生じるもので、縁が濃くて中央が薄い紅斑が特徴です。
4. **色素性扁平苔癬**：茶色の色素沈着がある紅斑で、乾燥した表面を持つこともあります。
5. **湿疹（接触皮膚炎）**：特定の物質に反応して紅斑が現れ、乾燥した表面を伴うことがあります。

これらはあくまで一般的な候補ですので、正確な診断のためには皮膚科専門医による診察や必要に応じて皮膚生検、真菌検査などの追加検査が必要です。

このように診断が変わりました。カサカサしているかどうかは、見た目だけでなく手で触ってみることが大事です。紅斑の縁取りがカサカサしているのか、全体にカサカサしているのか、正しくChatGPTに伝えましょう。

はじめの写真に戻ります。

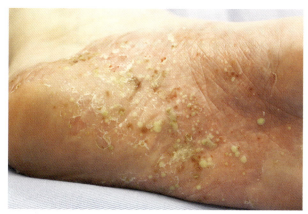

足底に紅斑と膿疱が見られますが、特にどの部分がひどいでしょうか？ 土踏まずの部分に膿疱が多いことに気がつきますか？ このように掌蹠膿

VII. 生成 AI をフルに活用する方法

疱症は、土踏まずに病変ができやすいのが特徴的です。

　ChatGPT などの生成 AI に頼りきりになるのではなく、医師自身も学習を続けながら皮膚科診療を行うことは、皮膚科専門医以外の医師にとって手間のかかる作業かもしれません。しかし、現状の生成 AI の精度を考慮すると、医師自身が継続的に学習しながら診療を行うアプローチが最も適切な方法といえるでしょう。

水虫と掌蹠膿疱症は、症状が似ているため、鑑別が難しい場合があります。顕微鏡検査で菌の有無を確認することが重要です。

（ディスプレイに水虫と掌蹠膿疱症の顕微鏡写真などを表示）
……先生、この２つの病気……ボク…見分けられるっぴ……

見分けられる？……まさか、チャッピー。顕微鏡写真を見ても、専門家でないと……

チャッピー、どうしたんだい？　何か思い出したのかい？

はいっぴ。ボクは未来から来た医療支援ロボットなんだっピ。でも、本当の使命は別にあるんだっピ……

（驚いて）未来から？　それは一体どういうことだい？

7 ChatGPTが誤診する陰部の皮膚がん

> **プロンプト**
> あなたは優秀な皮膚科専門医です。アップロードした皮膚疾患の鑑別診断をあげてください。また、確定診断に必要な問診、検査を提案してください。

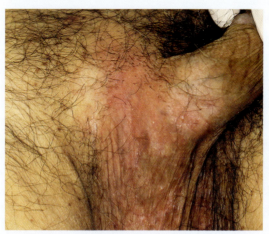

（川田　暁．見てわかる皮膚疾患．2019年，p.82）

生成AIの力を部分的に借りる場合の臨床的記載
皮疹の種類
　　── 紅斑：鼠径部に広範な発赤が見られる。
　　── 丘疹：部分的に小さな盛り上がりが認められる。
　　── 鱗屑：発赤した皮膚の表面に鱗屑が見られる。
皮疹の色
　　── 赤：鼠径部全体の紅斑が赤色を呈している。
皮疹の形
　　── 不整形：紅斑の形は不整形であり、境界が明確ではない部分がある。
皮疹の分布
　　── 左右対称：鼠径部の左右対称に分布している。

VII. 生成 AI をフルに活用する方法

—— **特定の部位**：鼠径部に集中している。

皮疹の数

—— **多発**：丘疹が複数個見られる。

皮疹の大きさ

—— **直径**：丘疹の直径は約 1〜3mm、紅斑は数 cm 大。

ChatGPT の回答

画像の観察から、鼠径部（股部）に紅斑と軽度の鱗屑が確認されます。このような部位に発生する皮疹の鑑別診断として、以下が考えられます。

鑑別診断

1. **カンジダ性間擦疹**：湿潤環境によりカンジダ菌が増殖することで発生する皮膚感染症。
2. **接触皮膚炎**：摩擦や化学物質（洗剤や柔軟剤など）への接触によるアレルギー反応。
3. **乾癬性紅斑**：関節部や摩擦が多い部位に出現しやすい。
4. **体部白癬（股部白癬）**：真菌感染による紅斑と鱗屑が特徴。
5. **汗疹（いわゆるあせも）**：高温多湿の環境で汗腺が詰まることにより発生する。

確定診断に必要な問診と検査

問診

- **発症経過**：いつから症状が現れ始めたか、悪化・軽快のパターンはあるか。
- **症状の増悪因子**：高温多湿や摩擦で悪化するか、入浴後の変化があるか。
- **生活習慣**：素材の異なる下着や衣類の使用状況、日常的な股部のケア方法。
- **他部位の症状**：他の体部位（例えば足や手）に類似の病変があるか。

検査

1. **真菌検査**：カンジダ性間擦疹や白癬が疑われる場合、患部からの鱗屑を用いて真菌検査（KOH 法）を実施。
2. **細菌培養検査**：二次感染が疑われる場合、細菌の有無を確認するための培養検査。
3. **パッチテスト**：接触皮膚炎が疑われる場合、アレルギー原因物質の特定。
4. **皮膚生検**：乾癬や慢性的な湿疹性皮膚炎の鑑別のために必要に応じて実施。

これらの問診と検査によって、確定診断を行い、適切な治療を導くことが重要です。

◆解説

　陰部に痒みや紅斑、湿疹のような症状が見られる場合、通常は陰部白癬や陰部湿疹と診断されることが多いですが、実際にはより深刻な疾患である可能性もあります。その一例が乳房外パジェット病です。乳房外パジェット病は、陰部や外陰部、肛門周囲に発生することがあり、初期の症状が一般的な湿疹や白癬と似ているため、誤診されることがあります。

　実際に ChatGPT に写真をアップロードしてみたものの、臨床写真だけでは間違ってしまいました。今後、新しいモデルとなれば診断可能かもしれませんが、2024 年 11 月の段階では、医師がしっかりと診断をつけなければいけない疾患です。

　ここでは、陰部白癬や湿疹と乳房外パジェット病の違い、そして誤診を避けるために注意すべき点について説明します。

◆乳房外パジェット病とは

　乳房外パジェット病は、アポクリン腺の存在する部位、特に外陰部や肛門周囲、陰部などに発生する皮膚がんの一種です。この疾患は通常、赤い湿疹様の斑点や鱗屑を伴い、慢性的な痒みや湿疹のような症状が見られま

VII. 生成AIをフルに活用する方法

す。乳房外パジェット病は初期の段階では陰部白癬や湿疹と区別が難しく、診断が遅れることが多いため注意が必要です。

◆ 誤診のリスクと注意点

乳房外パジェット病は、一般的な抗真菌薬やステロイド外用薬では改善しないことが多いです。通常の治療に反応しない湿疹や白癬のような症状が見られた場合は、皮膚がんの可能性を考慮し、より詳細な検査が必要です。特に、長期間にわたり治療に反応しない場合や、症状が悪化する場合には、生検を行い病理学的診断を確定することが推奨されます。私は学生によく「2週間以上塗り続けて治らない陰部の紅斑はがんの可能性があるから注意するように」と説明しています。

◆ 臨床的な鑑別ポイント

陰部白癬では通常、境界がはっきりしており、円形または楕円形の紅斑が見られます。前の章でも解説しましたが、紅斑の辺縁に鱗屑を伴うことが多いのが特徴です。一方、乳房外パジェット病では、境界が不明瞭であり、湿疹のように見えるものの、徐々に広がることが特徴です。また、湿疹に比べて色が濃く、鱗屑やびらんが目立つことがあります。患部が触れて痛みを感じる場合や、湿潤した状態が続く場合には、特に乳房外パジェ

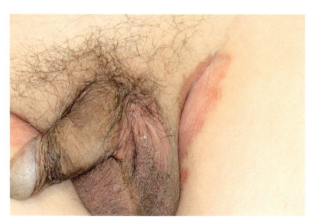

乳房外パジェット病（近畿大学皮膚科症例）

ット病の可能性を考慮する必要があります。
　この症例も乳房外パジェット病ですが、臨床写真だけでは白癬との鑑別は困難です。皮膚科医であれば皮膚生検を行いますが、皮膚科医でない医師が見分けるには、抗真菌薬やステロイド外用薬に2週間以上反応しない、という経過を参考にするしかないでしょう。

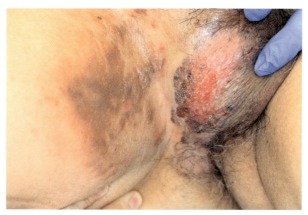

乳房外パジェット病（近畿大学皮膚科症例）

　別の患者さんではありますが、乳房外パジェット病は進行していく過程でびらんが出現し腫瘤を形成します。

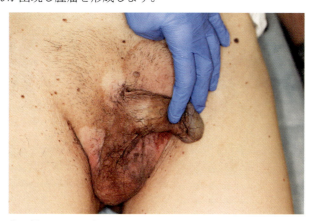

乳房外パジェット病（近畿大学皮膚科症例）

色が白く抜けてくるのも特徴です。

VII. 生成AIをフルに活用する方法

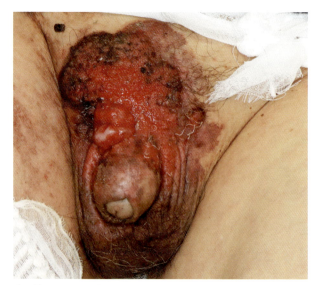

乳房外パジェット病（近畿大学皮膚科症例）

進行すれば腫瘍を形成します。この段階では、ChatGPTの力を借りずとも、医師であればなにかしらの悪性腫瘍を疑うことができるでしょう。

未来では、医療がすべてAIに置き換わってしまっているっピ。でも、そのせいで人間の患者さんが寂しい思いをしているんだっピ。だから、先生に未来を変えてもらうために、過去に来たんだっピ！

そうか……それで君はここに来たんだね。

先生は最新テクノロジーに詳しいけれど、患者さんとの温かい対話も大切にしているっピ。そのバランスが未来の医療には必要なんだっピ！

7 ChatGPTが誤診する陰部の皮膚がん

なるほど。確かにAIだけでは補えない部分がある。
人間の心のつながりを忘れてはいけないね。

そうっピ！　先生がそのことを広めてくれれば、
未来はきっと変わるっピ！

VII. 生成AIをフルに活用する方法

8　ChatGPTに検査データを提供して、蜂窩織炎と壊死性筋膜炎を鑑別する

> プロンプト

あなたは優秀な皮膚科専門医です。アップロードした皮膚疾患の鑑別診断をあげてください。また、確定診断に必要な問診、検査を提案してください。

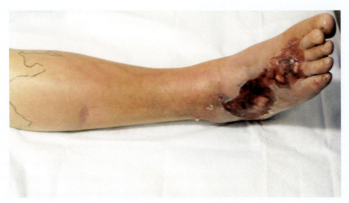

（佐藤貴浩．見てわかる皮膚疾患．2019年，p.136）

生成AIの力を部分的に借りる場合の臨床的記載

皮疹の種類
　　── 潰瘍：足部全体に真皮以下の欠損が見られる。
　　── 紅斑：下腿に発赤が広範囲に分布している。
　　── 痂皮：潰瘍周辺部に乾燥した痂皮が形成されている。

皮疹の色
　　── 赤：発赤が鮮やかな赤色を呈している。
　　── 黒：潰瘍部分が一部黒色に変色している。

皮疹の形
　　── 不整形：潰瘍および紅斑の形は不整形で、境界が不明瞭である。

皮疹の分布
　　── 特定の部位：下腿および足部に限局して病変が集中している。

8 ChatGPT に検査データを提供して、蜂窩織炎と壊死性筋膜炎を鑑別する

皮疹の数
—— **単発**：病変は特定の部位に限局しており、単発的である。

皮疹の大きさ
—— **直径**：潰瘍は数 cm から 10cm 以上にわたる範囲に及んでいる。

ChatGPT の回答

以下は、画像に基づく鑑別診断と確定診断に必要な問診および検査の提案です。

鑑別診断
1. **壊死性筋膜炎**：広範な組織破壊と発赤が見られるため、壊死性筋膜炎の可能性があります。急速に進行する組織壊死を引き起こし、早急な対応が必要です。
2. **潰瘍を伴う蜂窩織炎**：重症の蜂窩織炎が未治療の場合や免疫抑制状態では、潰瘍化や壊死を引き起こすことがあります。
3. **壊疽性膿皮症**：炎症性の皮膚疾患で、痛みを伴うを引き起こし、炎症性腸疾患などの全身疾患と関連することがあります。
4. **血管炎**：特に多発性動脈炎などの血管炎が、皮膚の潰瘍や壊死を引き起こす可能性があります。
5. **糖尿病性足潰瘍の二次感染**：糖尿病患者では、潰瘍が感染を起こして重症化し、観察される所見に似ることがあります。
6. **感染を伴う褥瘡**：長時間の圧迫を受けた部位であれば、感染を伴う褥瘡の可能性も考慮されます。

問診のポイント
1. **発症時期と進行状況**：病変が最初に現れた時期と、進行速度はどうか。
2. **痛みの程度**：強い痛みがあるかどうか（壊死性筋膜炎を示唆する場合があります）。
3. **全身症状の有無**：発熱や悪寒、その他の全身症状があるか（感染を示唆する可能性あり）。

VII. 生成 AI をフルに活用する方法

4. **基礎疾患**：糖尿病や免疫不全、最近の外傷や手術歴があるか。
5. **服薬歴**：免疫抑制剤や最近の抗菌薬使用歴はあるか。

推奨される検査
1. **血液検査**：全血球計算（CBC）、C 反応性タンパク（CRP）、赤血球沈降速度（ESR）で感染や炎症の兆候を確認。
2. **血液培養**：全身性の細菌感染を検出するため。
3. **病変部の生検**：壊死性筋膜炎、血管炎、その他の病理を確認するために病変部の生検を行う。
4. **画像検査**：壊死性筋膜炎が疑われる場合、MRI または CT スキャンで軟部組織の侵襲範囲を評価。
5. **創部培養**：感染が疑われる場合、潰瘍部からのスワブまたは組織培養で原因菌を特定。
6. **血糖値測定**：糖尿病が関与している可能性を評価するため（既知でない場合）。

特に壊死性筋膜炎や重症感染が疑われる場合、迅速な治療が必要です。

◆**解説**

　蜂窩織炎と壊死性筋膜炎は、見た目が似ていることがあり、診断の遅れや誤診が致命的な結果を招くことがあります。両者はどちらも皮膚および皮下組織の感染症ですが、進行の速さや重症度が大きく異なります。蜂窩織炎は比較的一般的な皮膚感染症ですが、**壊死性筋膜炎は非常に重篤で、迅速な対応が求められます**。ここでは、蜂窩織炎と壊死性筋膜炎の違いと、誤診が患者の生命に与える影響について説明します。

◆**蜂窩織炎の特徴**

　蜂窩織炎は、皮膚および皮下組織の感染で、細菌（主に連鎖球菌や黄色ブドウ球菌）が皮膚の傷口から侵入して引き起こされます。蜂窩織炎の原因には、水虫（足白癬）や怪我も含まれており、これらが皮膚のバリアを

8 ChatGPTに検査データを提供して、蜂窩織炎と壊死性筋膜炎を鑑別する

破壊することで感染リスクが高まります。典型的な症状には、発赤、腫脹、圧痛、熱感があり、発熱や全身倦怠感を伴うこともあります。感染は比較的ゆっくりと進行し、抗菌薬による治療で多くの場合改善が見られます。蜂窩織炎は、早期に診断されて適切な治療が行われれば、重篤な合併症を避けることができます。

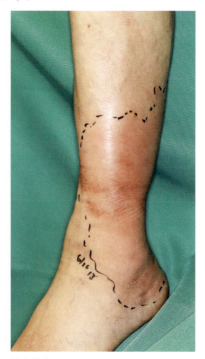

蜂窩織炎（近畿大学皮膚科症例）

◆壊死性筋膜炎の特徴

　一方で、壊死性筋膜炎は皮下組織や筋膜に及ぶ非常に重篤な感染症で、迅速な診断と治療が求められます。この感染症は、劇的に進行し、組織の壊死を引き起こします。初期の症状は蜂窩織炎に似ていることがありますが、進行が非常に速く、強い痛みが特徴です。また、**皮膚に紫斑が見られたり、水疱が形成されたりすることもあります**。全身状態の急激な悪化、低血圧、意識混濁などが見られる場合には、壊死性筋膜炎を疑い、直ちに

外科的デブリドマン（壊死組織の切除）を含む治療を開始する必要があります。

◆ 壊死性筋膜炎の診断

蜂窩織炎や壊死性筋膜炎を疑った場合、**紅斑の範囲を皮膚ペンで囲んでおくことが重要**です。この方法は、数時間後に紅斑の拡大が見られるかどうかを確認するために役立ちます。紅斑が急速に拡大している場合は、壊死性筋膜炎の可能性が高く、直ちに対応が必要です。また、抗菌薬治療の効果判定にも有用で、治療後に紅斑の範囲が縮小しているかを観察することで、治療の有効性を評価することができます。

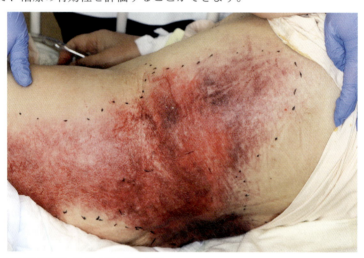

壊死性筋膜炎（近畿大学皮膚科症例）

蜂窩織炎か壊死性筋膜炎か区別が難しい場合は、LRINEC（ライネック）スコアをつけてみることも有効です。

8 ChatGPTに検査データを提供して、蜂窩織炎と壊死性筋膜炎を鑑別する

◆LRINEC スコアの構成要素と計算方法

LRINEC スコアは、以下の6つの血液検査項目の結果を基に算出されます。

項目	検査値の範囲	スコア
CRP（mg/dL）	<15 ≥15	0 4
WBC（/μL）	<15,000 15,000〜25,000 >25,000	0 1 2
ヘモグロビン（g/dL）	>13.5 11.0〜13.5 <11.0	0 1 2
ナトリウム（mEq/L）	≥135 <135	0 2
クレアチニン（mg/dL）	≤1.59 >1.59	0 2
血糖（mg/dL）	≤180 >180	0 1

各項目のスコアを合計し、最大で13点となります。一般的に、合計スコアが6点以上の場合、壊死性筋膜炎の可能性が高いとされ、特に8点以上ではその可能性が75％に達すると報告されています。

LRINEC スコアの算出に ChatGPT を活用することもできます。採血データを ChatGPT に入力し、壊死性筋膜炎の可能性はあるか、ChatGPT に聞けば LRINEC スコアをもとに回答してくれます。

例えば、次頁のような症例をもとに検討してみます。

JCOPY 498-06388

VII. 生成 AI をフルに活用する方法

WBC	18.31	$\times 10^3/\mu l$	Ca	9.2	mg/dL
			BUN	31	mg/dL
Neu	57.5	%	Cre	2.11	mg/dL
Lym	13.9	%			
Mono	17.5	%	TP	7.5	g/dL
Eos	2.9	%	Alb	3.8	g/dL
RBC	3.01	$\times 10^6/\mu L$	AST	19	U/L
Hb	9.7	g/dL	ALT	12	U/L
Plt	20.1	$\times 10^4/\mu L$	γ–GTP	30	U/L
Na	136	mEq/L	LDH	294	U/L
K	4.6	mEq/L	CRP	18.4	mg/dL
Cl	104	mEq/L			

プロンプト

LRINEC スコアをもとに以下の症例が壊死性筋膜炎の可能性があるか教えて下さい

ChatGPT の回答

ライネックスコア（Laboratory Risk Indicator for Necrotizing Fascitis: LRINEC スコア）を用いて、この患者の壊死性筋膜炎のリスクを評価します。LRINEC スコアは以下の項目を用いて計算します。

1. **CRP**
- 150mg/L 以上で 4 点（この患者は CRP が 18.4mg/dL＝184mg/L なので、4 点）

2. **白血球数（WBC）**
- 15−25×$10^3/\mu$L で 1 点（この患者は 18.31×$10^3/\mu$L なので、1 点）

3. **ヘモグロビン（Hb）**
- 11-13.5gldL で 1 点、11 未満で 2 点（この患者は 9.7g/dL なので、2 点）

4. ナトリウム（Na）

- 135mEq/L 未満で 2 点（この患者は 136mEq/L なので、0 点）

5. クレアチニン（Cre）

- 1.6mg/dL 以上で 2 点（この患者は 2.11mg/dL なので、2 点）

6. 血糖

- （この患者のデータに血糖値は含まれていませんので、ここは加点されません）

合計スコアの計算：

- CRP：4 点
- WBC：1 点
- Hb：2 点
- Na：0 点・Cre：2 点

合計：4＋1＋2＋0＋2＝9 点

評価：

LRINEC スコアが 8 点以上で壊死性筋膜炎の可能性が高いとされています。この患者のスコアは 9 点ですので、壊死性筋膜炎のリスクは非常に高いと考えられます。早急な臨床的評価や外科的介入が必要です。

この結果を基に、壊死性筋膜炎が疑われるため、緊急の専門的な評価と治療を推奨します。

このように、部分的に ChatGPT の力を借りることで、蜂窩織炎と壊死性筋膜炎の鑑別も可能になります。

VII. 生成 AI をフルに活用する方法

◆ポイント

紅斑の範囲をマーカーで囲い、経過を観察する。
紫斑や水疱が認められる場合、蜂窩織炎よりも壊死性筋膜炎の可能性が高い。
LRINEC スコアを算出する。

わかったよ、チャッピー。これからは AI の力を活用しつつも、人間らしい温かさを忘れない医療を目指そう。

ありがとうございます、先生っピ！
これで未来の患者さんも笑顔になれるっピ！

君のおかげで大切なことに気付けたよ。本当にありがとう、チャッピー。

9 「ChatGPT search」を活用して顔のシミを鑑別する

> **プロンプト**
>
> あなたは優秀な皮膚科専門医です。アップロードした皮膚疾患の鑑別診断をあげてください。また、確定診断に必要な問診、検査を提案してください。

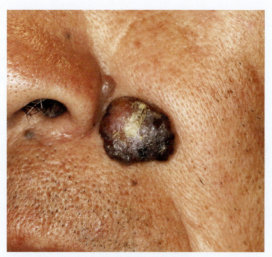

(川田　暁．見てわかる皮膚疾患．2019年，p.87)

生成AIの力を部分的に借りる場合の臨床的記載

皮疹の種類
　　── **腫瘤**：鼻の横に直径20mm以上の大きな盛り上がりが見られる。
　　── **痂皮**：腫瘤の表面に乾燥した痂皮が形成されている。

皮疹の色
　　── **茶色**：腫瘤が茶色がかっている。
　　── **黒**：一部の腫瘤が黒色に変色している。

皮疹の形
　　── **不整形**：腫瘤および痂皮の形は不整形であり、境界が不明瞭。

VII. 生成 AI をフルに活用する方法

皮疹の分布

── **特定の部位**：鼻の横に限局して病変が集中している。

皮疹の数

── **単発**：病変は単発で、特定の部位にのみ見られる。

皮疹の大きさ

── **直径**：腫瘍の直径は約 20mm 以上の範囲に及んでいる。

ChatGPT の回答

以下は、画像に基づく鑑別診断と確定診断に必要な問診および検査の提案です。

鑑別診断

1. **基底細胞癌（Basal Cell Carcinoma）**：高齢者の顔に見られることが多く、隆起性の腫瘍で、表面が潰瘍化したり痂皮が見られることが特徴です。
2. **扁平上皮癌（Squamous Cell Carcinoma）**：より侵襲的な性質を持ち、時に潰瘍化し、表面に痂皮や角化が見られることが多いです。
3. **悪性黒色腫（Melanoma）**：特に色素の濃淡が不均一で、不整形の形状を示している場合、悪性黒色腫の可能性も考慮する必要があります。
4. **脂漏性角化症（Seborrheic Keratosis）**：一部の脂漏性角化症は色素が濃く、隆起した形状を持ち、悪性腫瘍と見間違えることがありますが、比較的良性の疾患です。
5. **有棘細胞癌（Keratoacanthoma）**：急速に成長し、中央が陥凹するような腫瘍で、しばしば自然に縮小しますが、診断には注意が必要です。

問診のポイント

1. **病変の発症時期と経過**：いつから病変が現れたか、また成長や変化の速さはどうか。
2. **自覚症状**：痛みや痒み、出血などの症状があるか。
3. **既往歴**：以前に皮膚癌やその他の皮膚疾患の診断を受けたことがあるか。

9 「ChatGPT search」を活用して顔のシミを鑑別する

4. **紫外線曝露の有無**：屋外での活動が多いか、紫外線曝露の頻度が高いかどうか。
5. **家族歴**：家族に皮膚癌を患った方がいるか。

推奨される検査
1. **皮膚生検（Biopsy）**：病変部の組織を採取して病理検査を行い、細胞の性質や腫瘍の有無を確認することが重要です。
2. **ダーモスコピー（Dermoscopy）**：非侵襲的な検査方法で、病変の色素布や血管パターンなどを詳細に観察し、悪性か良性かを判断する補助となります。
3. **画像診断**：大きさや深さが確認しにくい場合、エコーや CT などの画像診断で病変の範囲を確認することが考えられます。
4. **リンパ節検査**：悪性が疑われる場合、リンパ節の腫脹がないかを確認し、転移の有無を調べることが推奨されます。

確定診断には皮膚生検が最も有用で、特に悪性腫瘍の可能性がある場合には、早急な診断と治療が必要です。

◆ **解説**

　顔のシミには、多数の鑑別診断があります。これらを一つひとつ覚えていくことは皮膚科専門医にとって必要不可欠ですが、皮膚科医でない医師にとっては非常に大変な作業です。このように複数の鑑別診断を行う際に便利な機能として、ChatGPT の新しいインターネット検索機能「ChatGPT search」があります。ChatGPT search を活用すれば、質問を入力するだけで自動的にインターネット検索が行われ、最新の情報に基づいた回答を得ることができます。

　また、リンク先も確認できるため、生成 AI による誤情報（ハルシネーション）への対策にもなります。以下に、ChatGPT search を使用した例を示します。

VII. 生成 AI をフルに活用する方法

プロンプト

顔に黒いシミがある。鑑別診断をすべてあげてください。

ChatGPT search の回答

顔に黒いシミが現れる原因として、以下のような疾患や状態が考えられます。

1. **老人性色素斑（ろうじんせいしきそはん）**：紫外線の影響や加齢により、顔や手の甲などに境界がはっきりした茶色から黒色のシミが現れます。〔美肌堂〕

2. **そばかす（雀卵斑）**：遺伝的要因で、頬や鼻の上に小さな茶色の斑点が多数現れます。〔美肌堂〕

3. **肝斑（かんぱん）**：ホルモンバランスの乱れや紫外線の影響で、頬や額に左右対称のぼんやりとした茶色のシミが現れます。〔美肌堂〕

4. **炎症後色素沈着**：ニキビや傷、やけどなどの炎症後に、その部位が茶色や黒色に色素沈着することがあります。〔美肌堂〕

5. **後天性真皮メラノサイトーシス（ADM）**：目の下からこめかみにかけて、灰色や青みがかった茶色の小さな斑点が現れます。〔美肌堂〕

6. **脂漏性角化症（しろうせいかくかしょう）**：加齢に伴い、顔や体に茶色から黒色の盛り上がったシミが現れます。〔美肌堂〕

7. **悪性黒色腫（メラノーマ）**：皮膚がんの一種で、黒色の不規則な形状のシミが急速に大きくなることがあります。特に、形が左右非対称、境界が不規則、色が不均一、直径が 6mm 以上、表面が盛り上がっている、痒みや痛み、出血がある場合は注意が必要です。〔REPORT CLINIC〕

8. **基底細胞癌**：皮膚がんの一種で、黒褐色の光沢のあるほくろのようなシミが現れ、中央が陥没したり、少しの刺激で出血しやすい特徴があります。〔ANS SKIN〕

9. **日光角化症**：紫外線の影響で、ざらざらとしたまだら状の赤い斑点が現れ、放置すると有棘細胞癌に進行する可能性があります。〔美肌堂〕

※ChatGPT 上では、〔出典〕はアイコンの形で表示されます。

9 「ChatGPT search」を活用して顔のシミを鑑別する

10. **太田母斑（おおたぼはん）**：灰色や青紫色の斑点が頬やまぶた、首に現れる青あざで、遺伝やメラノサイトの異常が原因とされています。〔美肌堂〕

11. **扁平母斑（へんぺいぼはん）**：淡い茶色の平坦なあざで、頬の下や顎周辺に現れ、ミルクコーヒーのような見た目から「カフェオレ斑」とも呼ばれます。〔美肌堂〕

これらの症状は自己判断が難しい場合が多いため、気になるシミがある場合は早めに皮膚科を受診し、専門医に相談することをおすすめします。

情報源：〔美肌堂、REPORT CLINIC、ANS SKIN〕

　このプロンプトを「ChatGPT search」ではなく、「GPT-4o」に入力してみると、以下のようになります。

ChatGPT-4o の回答

顔に黒いシミがある場合、考えられる鑑別診断には以下のようなものがあります。

1. **日光性色素斑（肝斑）**：紫外線によって引き起こされる色素沈着。特に中年女性に多い。

2. **老人性色素斑（加齢斑）**：加齢に伴い皮膚に生じるシミ。紫外線の影響も関与。

3. **そばかす（雀卵斑）**：遺伝的に現れることが多く、日光で色が濃くなる。

4. **色素性母斑（ほくろ）**：良性の皮膚腫瘍で、色素細胞が集まったもの。

5. **悪性黒色腫（メラノーマ）**：高度な注意が必要な皮膚がん。形状や色の不均一性、成長が見られる。

6. **基底細胞癌**：通常はゆっくりと成長し、顔に多く見られることがあるが、黒色のものも存在。

7. **脂漏性角化症**：良性の皮膚腫瘍で、色は黒から茶色、表面が隆起していることがある。

VII. 生成 AI をフルに活用する方法

8. **炎症後色素沈着**：過去の炎症や傷が原因で色素が沈着する。

9. **アジソン病**：全身性の病気で、皮膚の色素沈着を引き起こすことがある。

10. **太田母斑**：先天的なものもあり、目の周りや額などに青黒いシミが現れる。

11. **メラノーシス**：特に顔に生じることがある、色素通の一形態。

12. **薬剤性色素沈着**：一部の薬剤が原因で皮膚に色素沈着を引き起こすことがある。

鑑別診断をする際には、形状、色、境界のはっきりさ、成長速度などが重要な手がかりとなります。悪性が疑われる場合や明確でない場合は、専門医の診察や病理検査が必要です。

　ChatGPT search と似たような回答になるのですが、実はこちらの回答にはハルシネーションが含まれます。具体的には、日光性色素斑に括弧書きで " 肝斑 " と含まれていますが、これは間違いです。日光性色素斑と肝斑は、異なる疾患です。日光性色素斑は紫外線の影響による色素沈着で、主に高齢者や日光曝露部位に現れます。一方、肝斑はホルモンバランスや遺伝的要因に関係して発生し、頬や額などに左右対称に現れることが多いです。このように、二つの疾患を ChatGPT が混同して説明してしまうことがあるため、注意が必要です。

　鑑別診断や詳細な検査項目を調べる際、通常の ChatGPT 回答では情報の信頼性に限界があります。そこで、ChatGPT search を活用することで、回答の精度が向上する場合があります。ChatGPT search は Web 検索機能を通じて最新の情報に基づいて回答を生成します。そのため、複雑な医療情報や鑑別診断を求める際、誤情報を減らし正確な内容を得ることが期待できるのです。

　このような背景から、特に医学情報の正確さが求められる場面では、ChatGPT search の活用が望ましいと考えています。

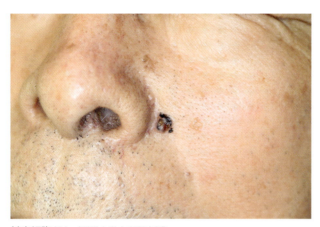

基底細胞がん（近畿大学皮膚科症例）

　高齢者の露光部に多い基底細胞がんは、黒色病変の中にびらんや毛細血管拡張が見られるのが特徴的です。ツヤツヤした表面の感じもあります。

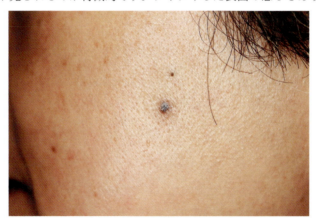

色素性母斑（近畿大学皮膚科症例）

　色素性母斑はいわゆるホクロですが、難しいのが悪性黒色腫との鑑別です。

VII. 生成 AI をフルに活用する方法

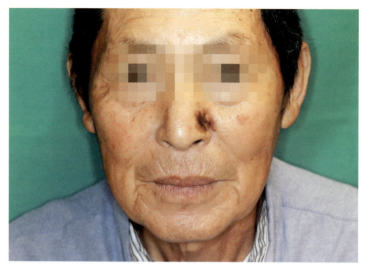

悪性黒色腫（近畿大学皮膚科症例）

実際にどう鑑別するかを「ChatGPT search」に聞いてみます。

> **ChatGPT search の回答**
>
> 色素性母斑（いわゆる「ほくろ」）と悪性黒色腫（メラノーマ）の鑑別は、皮膚科診療において非常に重要です。以下のポイントを参考に、両者を見分ける際の注意点をまとめます。
>
> 1. ABCDE ルールによる評価
>
> 悪性黒色腫の特徴を評価する際、以下の ABCDE ルールが有用です：
> - A（Asymmetry：非対称性）：左右対称でない形状
> - B（Border：境界）：境界がギザギザしている、または不明瞭
> - C（Color：色調）：色が均一でなく、複数の色が混在
> - D（Diameter：直径）：6mm 以上の大きさ
> - E（Evolution：進行）：形状や色、大きさの変化
>
> これらの特徴が見られる場合、悪性黒色腫の可能性が高まります。〔東北大学〕

2. ダーモスコピー検査

ダーモスコピーは、皮膚表面を拡大して観察する非侵襲的な検査法で、色素性病変の詳細な構造を評価できます。これにより、悪性黒色腫と良性の色素性母斑との鑑別精度が向上します。〔HPCR〕

3. 病理組織検査

臨床診断やダーモスコピーで判断が難しい場合、病変部の一部を採取して顕微鏡で観察する病理組織検査が行われます。これにより、最終的な診断が確定されます。〔慶應義塾大学診療情報システム〕

注意点

- **急激な変化**：既存のほくろが短期間で大きくなる、色が濃くなる、形が変わる場合は注意が必要です。
- **新たな病変の出現**：成人以降に新たに出現した色素斑は、特に注意して観察する必要があります。
- **症状の有無**：痒み、出血、潰瘍化などの症状がある場合は、早急に医療機関を受診してください。

これらのポイントを踏まえ、気になる皮膚の変化がある場合は、早めに皮膚科専門医に相談することをお勧めします。

情報源：〔東北大学、HPCR、慶應義塾大学診療情報システム〕

　ABCDE ルールは、医学部の学生時代に習ったことがあるかもしれません。このルールは便利に見えますが、意外と活用が難しいものです。なぜなら、左右対称や境界の不明瞭さに対する感覚は、皮膚科医とそうでない人とで大きく異なるからです。皮膚科医が左右対称だと判断したものが、他の人には左右非対称に見えることは珍しくありません。左右対称と判断できる範囲をトレーニングする必要があるのです。

　そこで実用的なのが「**大きさ**」と「**変化**」です。大きさが６ミリであれ

ば、皮膚科医が計測してもそうでない人が計測しても一致します。また、急激な変化については、医師であれば比較的感覚を摑みやすいでしょう。

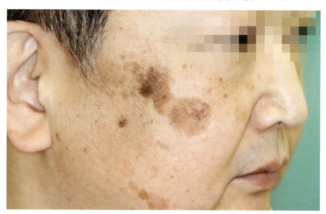

老人性色素斑（近畿大学皮膚科症例）

　しかし一方で、皮膚科専門医でも悪性黒色腫かどうか判断に悩むケースもあります。皮膚科医であれば、ダーモスコープを用いて観察し、その後病理検査に進むことが一般的ですが、皮膚科医以外の医師にとってはハードルが高くなります。このような鑑別に関しては、ChatGPTよりもDeep Learningの方が正確です。現在は研究段階ですので、今後実用的なツールが登場するのを待ちましょう。

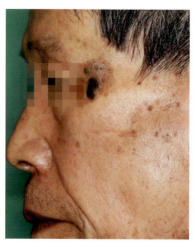

老人性色素斑＋脂漏性角化症
（近畿大学皮膚科症例）

9 「ChatGPT search」を活用して顔のシミを鑑別する

　さて、このような症例は ABCDE ルールに当てはめると、色調がかなりまだらで悪性黒色腫の疑いということになります。

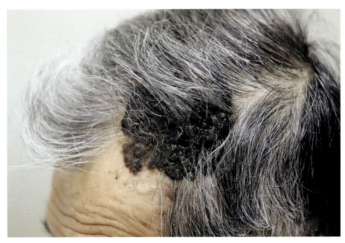

脂漏性角化症（近畿大学皮膚科症例）

　この症例に関しては、皮膚科医以外の立場から見ると、悪性を強く疑うかもしれません。しかし、どちらの症例でも、皮膚科医であれば素早く良性の可能性が高いと判断することができます。それはなぜでしょうか？

　それは病変部位の表面の状態によるものです。老人性色素斑や脂漏性角化症は表皮の病変です。脂漏性角化症では、表皮の細胞が過剰に増殖し、角質層が厚くなるため、皮膚表面が盛り上がり、ざらざらとした質感を呈します。

　一方、悪性黒色腫などの皮膚悪性腫瘍は進行すると、表皮を突き破り真皮まで病変が広がります。その結果、びらんや出血などの他の症状も現れます。全体が均一にざらざらしている状態は、良性の皮膚腫瘍でしかほとんど見られない現象です。黒色病変が全体的に均一にざらざらしているという特徴は、それ自体で良性腫瘍の可能性を強く示唆します（例外もあるので注意は必要ですが）。このような描写が正確であれば、ChatGPT は正しい診断をしてくれるでしょう。

VII. 生成AIをフルに活用する方法

でも、ボクはもうすぐ未来に帰らなければならないっピ。

そうか......寂しくなるね。でも、君の使命は果たされたんだろう？

はいっピ！　先生が未来を変えてくれると信じているっピ！

約束するよ。人間とAIが共存し、患者さんが笑顔になれる医療を実現してみせる。

10 ChatGPTを使って、治らない潰瘍の鑑別診断をあげる

> **プロンプト**
>
> あなたは優秀な皮膚科専門医です。アップロードした皮膚疾患の鑑別診断をあげてください。また、確定診断に必要な問診、検査を提案してください。

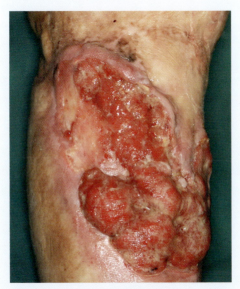

(川田　暁. 見てわかる皮膚疾患. 2019年, p.84)

生成AIの力を部分的に借りる場合の臨床的記載

皮疹の種類

— **腫瘤**：表面に不整形の腫瘤が出現しており、複数の結節状隆起が認められる。

皮疹の色

— **鮮紅色**：腫瘤全体が鮮紅色を呈し、周囲の皮膚にも紅斑が認められる。

皮疹の形

— **不整形**：腫瘤は不整形を呈する。

VII. 生成 AI をフルに活用する方法

皮疹の分布
—— **局所性**：下肢の限局した部位に病変が認められる。

皮疹の数
—— **単発性**：病変は単一の腫瘤として存在している。

皮疹の大きさ
—— **直径**：腫瘤の直径は数センチメートルに及び、広範囲にわたっている。

ChatGPT 4o の回答

鑑別診断：

1. **有棘細胞癌（SCC）**：悪性腫瘍で、特に高齢者の皮膚に発生しやすい。表面に潰瘍や出血を伴うことがあり、不整形の腫瘤が形成される。

2. **基底細胞癌（BCC）**：ゆっくりと成長する悪性腫瘍で、辺縁が不整で表面が潰瘍化しやすい。局所浸潤はあるが転移は少ない。

3. **悪性黒色腫（メラノーマ）**：色素性の悪性腫瘍で、黒色を呈することが多いが、非色素性の場合もあり得る。急速に成長し、転移のリスクが高い。

4. **ボーエン病**：上皮内癌で、表面が鱗屑化し、紅色で不整形の病変が見られる。

5. **良性腫瘍（血管腫、脂腺腫）**：境界明瞭で色調が比較的一定、進行が遅い場合が多いが、鑑別のために組織学的確認が必要となることがある。

問診のポイント：

- **病変の出現時期と経過**：いつから症状が現れたか、急速に大きくなっているか、またはゆっくり成長しているか。
- **痛みや痒みの有無**：腫瘤に対する自覚症状があるか。
- **過去の皮膚がんや腫瘍の既往**：患者や家族の既往歴に皮膚がんがあるか。
- **日光曝露歴**：過去の紫外線曝露歴や日焼けの程度。特に有棘細胞癌は紫外線との関連が指摘される。
- **内服薬や外用薬の使用歴**：皮膚症状を誘発する薬剤の有無や過去の治療

10 ChatGPT を使って、治らない潰瘍の鑑別診断をあげる

経過。

推奨される検査：
1. **皮膚生検**：確定診断のため、腫瘍の一部を切除し組織学的に検査する。悪性腫瘍であれば病理学的特徴が確認できる。
2. **ダーモスコピー**：病変部の拡大観察で、表面の特徴や血管構造を確認する。特に基底細胞癌や悪性黒色腫の診断に有用。
3. **超音波検査**：腫瘍の深達度や内部構造を評価するために行うことがある。
4. **CT または MRI**：浸潤範囲や転移の有無を確認するため、特に悪性腫瘍が疑われる場合には画像診断が推奨される。
5. **血液検査**：腫瘍マーカーの測定や、全身状態の評価に役立つことがある（特に進行した悪性疾患が疑われる場合）。

これらの鑑別診断や検査を踏まえ、適切な診断と治療計画を立てることが重要です。

◆解説

　この症例は、熱傷瘢痕上に生じた有棘細胞がんです。このように、**熱傷後の潰瘍や腫瘤、長期間治らない潰瘍は皮膚がんの可能性**を考えます。特に高齢者においては、傷の治癒が遅れるケースが多く見られますが、これを単なる加齢のせいにせず、適切な診断を行うことが必要です。治りにくい傷が皮膚がんの初期症状であることも多いため、注意深く観察することが求められます。以下に、特に注意が必要な状況と考えられる皮膚がんについて解説します。

◆頭部の外傷が治らない場合：頭部血管肉腫

　頭部においてぶつけた後の傷がなかなか治らない場合、頭部血管肉腫の**可能性**を考えます。頭部血管肉腫は、特に高齢者に多く見られる悪性腫瘍で、外傷後に紫斑がなかなか治らず、次第に広がることが特徴です。見た目には単なる打撲のように見えることが多いですが、進行が早く、周囲組

JCOPY 498-06388

133

織への浸潤が見られる場合には注意が必要です。頭部血管肉腫は、通常、痛みが少なく、紫斑が広がるため見逃されやすい悪性腫瘍のひとつです。

また、頭部血管肉腫は転移のリスクも高く、特にリンパ節や肺などへの転移が生じることが知られています。したがって、早期に診断して治療を開始することが極めて重要です。

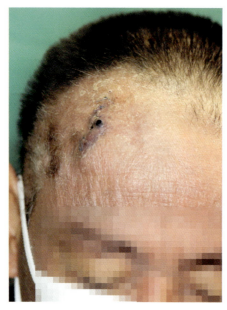

血管肉腫（近畿大学皮膚科症例）

◆繰り返す怪我や火傷の跡が治らない場合：有棘細胞がん

　繰り返す怪我や火傷の跡が治らない場合、有棘細胞がんの可能性を考える必要があります。有棘細胞がんは、慢性的な炎症や外傷後に発生することがあり、特に火傷の跡や慢性的な潰瘍部位に発生しやすい傾向があります。赤く硬い結節や潰瘍が見られ、しばしば痛みを伴います。有棘細胞がんは進行が速く、周囲の組織に浸潤するリスクが高いため、早期診断と適切な治療が求められます。

　有棘細胞がんは、紫外線の影響や慢性的な外傷、さらには化学物質への曝露などがリスクファクターとなることが知られています。このがんは放置すると深部への浸潤やリンパ節への転移が起こることがあり、生命に関

10 ChatGPTを使って、治らない潰瘍の鑑別診断をあげる

わる危険性もあります。

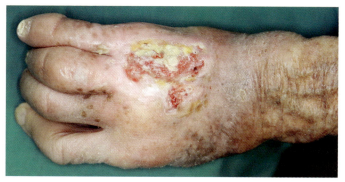

有棘細胞がん（近畿大学皮膚科症例）

さて、ここまでは臨床所見をなるべく丁寧に記載することで、ChatGPTの診断精度を高める方法を解説してきました。もっとアバウトに、皮膚科以外でも記載に困らないような方法はないのか？そんな声にお答えするのがChatGPTの新機能 ChatGPT o1（通称 o-1）[※]です。まずは以下のプロンプトを o-1 に入力してみましょう。

※執筆時（2024年12月）のバージョン．本例のように無償・有償、最新版（ハイグレード）で性能に大きな差が出ます。

> ### プロンプト
> 高齢者の頭部。外傷後の傷が半年以上治らない。鑑別診断は？

> ### ChatGPT o-1 の回答
> 5秒の間、Thought
> 高齢者の頭部において、外傷後の傷が半年以上治らない場合、以下の鑑別診断が考えられます：
> 1. 悪性腫瘍の発生：
> ・有棘細胞癌（Marjolin 潰瘍）：慢性的な傷や瘢痕から発生する皮膚癌。
> ・基底細胞癌：高齢者の頭部や顔面に多く、非治癒性の潰瘍として現れることがある。

VII. 生成 AI をフルに活用する方法

- **メラノーマ（悪性黒色腫）**：まれだが、非治癒性の傷として出現する可能性がある。

2. **慢性感染症**：
- **細菌感染**：特に耐性菌による感染が治癒を遅らせる可能性がある。
- **骨髄炎**：頭蓋骨への感染が傷の治癒を妨げる。

3. **血行不全**：
- **動脈硬化**：高齢者では血流が悪化し、傷の治癒が遅れることがある。

4. **糖尿病**：
- **高血糖**：創傷治癒を遅らせ、感染リスクを高める。

5. **免疫不全**：
- **加齢による免疫力低下**：感染や治癒遅延の原因となる。
- ステロイドなどの免疫抑制剤の使用。

6. **栄養不良**：
- **タンパク質やビタミン不足**：組織修復に必要な栄養素の不足が治癒を妨げる。

7. **放射線皮膚炎**：
- **過去の放射線治療**：皮膚の治癒能力を低下させる。

8. **血管炎や自己免疫疾患**：
- **血管炎**：血管の炎症が組織への血流を阻害する。
- **自己免疫性皮膚疾患**：皮膚の慢性的な炎症や潰瘍を引き起こす。

このような場合、早急に専門医を受診し、必要な検査（生検、血液検査、画像診断など）を行って原因を特定し、適切な治療を開始することが重要です。

　o-1 の特徴は、難しい問題を時間をかけて考えることです。GPT-4o モデルであればすぐに回答を始めるような質問に対し、今回の回答には 5 秒かかっています。少し余分に考えた分、回答は充実します。ただ、上記のような回答では物足りなく感じるのではないでしょうか？そこでo-1で有効なプロンプトを紹介します。X でアカウント名 IT navi さん（@itnavi2022）が発見した「**専門家として100倍詳しく説明して**」という追加のプロンプト（略して"追いプロ"）です。

プロンプト

あなたはこの分野の専門家です。100倍詳しく考えて解説して。

ChatGPT o1 の回答

39秒の間、Thought

ご質問ありがとうございます。高齢者の頭部において、外傷後の傷が半年以上治癒しないという症例は、臨床的非常に重要であり、詳細な鑑別診断が必要です。以下に、考えられる原因とその詳細、および診断と治療のアプローチについて100倍詳しく解説いたします。

1. 悪性腫瘍の可能性

有棘細胞癌（Squamous Cell Carcinoma：SCC）

- **病態生理**：SCCは皮膚の有棘細胞から発生する悪性腫瘍で、紫外線曝露や慢性的な炎症、外傷部位から発生することがあります。特に長期間治癒しない傷や瘢痕組織から発生するSCCは、Marijolin潰瘍と呼ばれ、侵襲性が高く転移のリスクもあります。
- **臨床症状**：硬く隆起した結節、潰瘍、痂皮形成、出血傾向があります。周囲組織への浸潤が見られることもあります。
- **診断**：生検による組織学的検査が必要です。角化傾向や異型性のある有棘細胞の増殖が確認されます。

基底細胞癌（Basal Cell Carcinoma：BCC）

- **病態生理**：BCCは皮膚の基底細胞から発生する最も一般的な皮膚癌です。紫外線曝露が主要なリスク因子であり、高齢者の頭部や顔面に多く発生します。
- **臨床症状**：真珠様の光沢を持つ小結節、潰瘍、血管拡張（テレアンギエクタジア）があります。侵襲性は低いものの、局所的な破壊が進行することがあります。

VII. 生成 AI をフルに活用する方法

・**診断**：生検で基底細胞の異型増殖が確認されます。

悪性黒色腫（Melanoma）

・**病態生理**：メラノサイトの悪性化による皮膚癌で、紫外線曝露や遺伝的要因が関与します。

・**臨床症状**：非対称性、境界不整、色調の変化、直径の増大、進行性の変化（ABCDE ルール）を持つ色素性病変。

・**診断**：ダーモスコピーによる非侵襲的評価、生検での組織学的確認。

皮膚付属器癌

・**病態生理**：毛包、脂腺、汗腺などの皮膚付属器から発生する悪性腫瘍。

・**臨床症状**：非特異的なや結節として現れ、診断が遅れることがあります。

・**診断**：生検と免疫組織化学染色で腫瘍の起源を特定。

2. **慢性感染症骨髄炎**

・**病態生理**：外傷による細菌感染が頭蓋骨に波及し、骨髄炎を引き起こす。高齢者では免疫力低下によりリスクが増加。

・**臨床症状**：持続的な痛み、腫脹、発赤、膿の排出、全身症状（発熱、倦怠感）。

・**診断**：

　・**画像検査**：X 線では初期変化が見られないことが多く、MRI や CT で骨破壊や膿瘍形成を評価。

　・**培養検査**：創部や血液の培養で病原菌を同定。

　・**血液検査**：白血球増加、CRP 上昇。

慢性細菌感染

・**病態生理**：耐性菌やバイオフィルム形成により、感染が慢性化。

・**臨床症状**：持続的な創部の発赤、腫脹、排膿、疼痛。

・**診断**：創部培養と抗菌薬感受性試験。

真菌感染症

・**病態生理**：カンジダや皮膚糸状菌などによる感染。免疫不全状態でリスク増加。

・**臨床症状**：鱗屑、紅斑、痒み、潰瘍形成。

・診断：KOH 法による頭微鏡検査、培養検査。

非結核性抗酸菌症

・病態生理：*Mycobacterium* 属の非結核性抗酸菌による慢性感染。

・臨床症状：慢性的な皮膚潰瘍、結節、排膿。

・診断：抗酸菌染色、培養、PCR 検査。

3. 血行障害

動脈性潰瘍

・病態生理：動脈硬化症により末梢への血流が低下し、組織壊死を引き起こす。

・臨床症状：潰瘍周囲の皮膚が冷たく、色調は蒼白またはチアノーゼ。痛みが強い。

・診断：ドップラー超音波検査、ABI（足関節上腕血圧比）、血管造影。

静脈性潰瘍

・病態生理：静脈弁の不全により血液うっ滞が起こり、潰瘍形成。

・臨床症状：浮腫、皮膚の色素沈着、湿潤性の潰瘍。

・診断：静脈超音波検査、静脈造影。

4. 全身性疾患糖尿病

・病態生理：高血糖により微小血管障害、免疫機能低下、神経障害が発生し、創傷治癒を遅延。

・臨床症状：多飲、多尿、多食、体重減少、感染傾向。

・診断：空腹時血糖、HbA1c、75g OGTT。

栄養不良

・病態生理：タンパク質、ビタミン（特にビタミン C、亜鉛、鉄）の欠乏が組織修復を阻害。

・臨床症状：体重減少、疲労感、皮膚乾燥、毛髪の脱落、免疫力低下。

・診断：血清アルブミン、プレアルブミン、ビタミンレベルの測定。

免疫不全

・病態生理：高齢による免疫機能低下、ステロイドや免疫抑制剤の使用、

VII. 生成 AI をフルに活用する方法

HIV 感染など。

- **臨床症状**：感染症の頻発、創傷治癒の遅延、全身倦怠感。
- **診断**：白血球分画、免疫グロブリン、HIV 検査。

5. 自己免疫疾患

血管炎

- **病態生理**：自己免疫反応により血管壁が炎症を起こし、組織への血流が障害。
- **臨床症状**：皮膚潰瘍、紫斑、全身症状（発熱、関節痛）。
- **診断**：血液検査で ANCA、CRP、血沈の上昇、皮膚生検で血管炎の確認。

壊疽性膿皮症

- **病態生理**：免疫系の異常により皮膚に壊死性の潰瘍が形成。
- **臨床症状**：境界不明瞭で痛みを伴う潰瘍、急速な進行。
- **診断**：除外診断（感染症や悪性腫瘍を除外）、皮膚生検。

6. 放射線皮膚炎

- **病態生理**：過去の放射線治療により皮膚組織が損傷し、治癒能力が低下。
- **臨床症状**：皮膚の菲薄化、色素沈着、潰瘍形成、乾燥、痒み。
- **診断**：患者の既往歴の確認、皮膚生検。

7. 薬剤性

ステロイド長期使用

- **病態生理**：コラーゲン合成抑制、免疫抑制により創傷治癒が遅延。
- **臨床症状**：皮膚の菲薄化、紫斑形成、易感染性。
- **診断**：薬剤使用歴、血中コルチゾールレベル。

抗凝固薬の使用

- **病態生理**：出血傾向が高まり、組織修復が遅延。
- **臨床症状**：出血斑、血腫、潰瘍の治癒遅延。
- **診断**：PT-INR、APTT などの凝固系検査。

8. 皮膚異物反応
- **病態生理**：外傷時に異物が残存し、慢性的な炎症や肉芽形成。
- **臨床症状**：持続的な腫脹、発赤、疼痛、排膿。
- **診断**：画像検査（X 線、超音波、CT、MRI）で異物の検出。

9. 神経障害性潰瘍
- **病態生理**：神経障害により痛覚が鈍麻し、繰り返しの外傷や圧迫による潰瘍形成。
- **臨床症状**：無痛性の潰瘍、皮膚の乾燥、感染症の併発。
- **診断**：神経学的評価、糖尿病の有無の確認。

10. その他の皮膚疾患
慢性肉芽腫性疾患
- **病態生理**：サルコイドーシスや結核などによる肉芽腫形成。
- **臨床症状**：結節、潰瘍、瘢痕形成。
- **診断**：皮膚生検、特殊染色（Ziehl-Neelsen 染色）、クオンティフェロン検査。

圧迫性潰瘍（褥瘡）
- **病態生理**：長時間の圧迫により血流が遮断され、組織壊死が発生。
- **臨床症状**：骨突出部位に潰瘍、壊死組織の形成。
- **診断**：臨床的評価、リスク因子の確認。

診断アプローチ
1. 詳細な病歴聴取
- **外傷の詳細**：外傷の原因、時期、治療内容。
- **既往歴**：糖尿病、血管疾患、自己免疫疾患、悪性腫瘍、放射線治療歴。
- **薬剤歴**：ステロイド、免疫抑制剤、抗凝固薬の使用。
- **生活習慣**：喫煙、飲酒、栄養状態。
2. 身体診察
- **創部の評価**：大きさ、深さ、色調、滲出液の有無、周囲皮膚の状態。

VII. 生成 AI をフルに活用する方法

- **全身状態**：リンパ節腫大、他の皮膚病変、栄養状態。

3. 検査

- **血液検査**：CBC、CRP、ESR、血糖値、HbA1C、肝腎機能、電解質、栄養評価（アルブミン、総タンパク）。
- **画像検査**：
  - **X 線**：骨破壊や異物の有無。
  - **超音波**：軟部組織の評価。
  - **CT/MRI**：深部組織や骨への浸潤、異物の検出。
  - **微生物学的検査**：創部の培養検査（細菌、真菌、抗酸菌）、抗菌薬感受性試験。
  - **病理組織学的検査**：生検による組織診断、免疫組織化学染色、特殊染色。

4. 特殊検査

- **免疫学的検査**：ANA、ANCA、抗 dsDNA 抗体、補体価。
- **血管検査**：ドップラー超音波、ABI、血管造影。
- **神経学的検査**：神経伝導速度検査、感覚評価。

治療方針

- **原因の特定と除去**：鑑別診断に基づき、根本的な原因に対する治療を行います。
- **悪性腫瘍の場合**：
  - **外科的切除**：腫瘍の広範囲切除。
  - **補助療法**：放射線療法、化学療法、免疫療法。
  - **経過観察**：定期的なフォローアップ。
- **感染症の場合**：
  - **抗菌薬治療**：感受性に基づく適切な抗菌薬、抗真菌薬、抗結核薬の投与。
  - **デブリードマン**：壊死組織や膿の除去。
- **血行障害の場合**：
  - **血行再建術**：外科的バイパス術や血管内治療。

10 ChatGPTを使って、治らない潰瘍の鑑別診断をあげる

- **薬物療法**：血管拡張薬、抗血小板薬。
- **全身性疾患の場合**：
  - **糖尿病管理**：血糖コントロール、内分泌科の連携。
  - **栄養療法**：栄養士の指導による栄養改善。
  - **免疫抑制療法**：ステロイドや免疫抑制剤の適正使用。
- **創傷ケア**：
  - **適切なドレッシング**：湿潤療法、創傷被覆材の選択。
  - **感染管理**：無菌的処置、創部の清潔保持。
  - **圧迫・浮腫管理**：圧迫包帯、リンパドレナージ。
- **リハビリテーション**：
  - **理学療法**：血流改善、筋力維持。
  - **作業療法**：日常生活動作の維持・改善。

予後とフォローアップ

- **悪性腫瘍の場合**：早期発見・治療が予後を大きく左右します。定期的な検診と自己観察が重要です。
- **感染症の場合**：適切な抗菌薬治療により治癒が期待できますが、免疫不全や糖尿病がある場合は再発リスクが高まります。
- **全身性疾患の場合**：原因疾患のコントロールが創傷治癒に直結します。多職種連携による総合的なケアが必要です。

まとめ

高齢者の頭部における長期間治癒しない傷は、多岐にわたる原因が考えられます。特に悪性腫瘍の可能性が高く、早急な精査と適切な治療が求められます。詳細な病歴聴取、身体診察、各種検査を組み合わせて鑑別診断を行い、専門医（皮膚科、形成外科、腫瘍内科、感染症科など）の協力のもと、包括的な治療を進めることが重要です。

注意：この情報は医療専門家による診断や治療の代替ではありません。症状がある場合は速やかに医療機関に受診してください。

VII. 生成AIをフルに活用する方法

　教科書レベルの回答が返ってきました。ポイントは、一回 o-1 に聞いた後に、「専門家として100倍詳しく説明して」と追加のプロンプトをいれることです。深く詳しく検討したいときに有効です。

（少し躊躇いながら）先生、実はもう一つ伝えたいことがあるっピ。

どうしたんだい、チャッピー？

未来で、先生はとても有名な医師になっているっピ。でも、そのことで先生自身が大切なものを失ってしまったんだっピ。

私が大切なものを？

はいっピ。先生は研究と技術の発展に没頭するあまり、患者さんとの温かい対話を忘れてしまったんだっピ。だから、ボクは先生自身にも未来を変えてほしいと願っているっピ。

そうか……私自身も変わらなければならないんだね。

先生ならきっとできるっピ！　技術と人間らしさを両立させることで、真の医療を実現できるっピ。

ありがとう、チャッピー。君のおかげで本当に大切なことに気付けたよ。

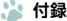 付録

ダウンロード
リンク

[付録1] 倫理委員会申請書（見本）

既存Chatbotを用いた皮膚病変画像診断支援に関する
倫理委員会審査申請書

1．研究課題名
既存Chatbotを用いた皮膚病変画像診断支援に関する倫理的・法的・社会的課題（ELSI）に関する研究：ChatGPTによる医師の診断支援の可能性と課題の検討

2．研究責任者
氏名：○○ ○○
所属：○○大学 ○○学部 ○○学科
連絡先：○○@○○.○○.jp

3．研究分担者
氏名：○○ ○○
所属：○○大学病院 皮膚科
役割：皮膚病変画像の評価、Chatbot応答内容の医学的解釈、診断支援の評価

4．研究の目的
本研究は、近年急速に発展している自然言語処理技術に基づくChatbot、特にOpenAIが開発したChatGPTを、医師の診断支援ツールとして活用できる可能性について検討することを目的とします。皮膚科医に限らず、あらゆる診療科の医師が、個人情報を除いた皮膚病変の画像をChatGPTに入力し、その応答内容を診断プロセスにおいて参考にすることで、より包括的な鑑別診断の検討、追加検査の必要性の判断、関連情報の取得などに役立てられるかを探ります。例えば、「この発疹は何でしょうか？」といった質問と共に画像を入力し、ChatGPTが返す応答内容を医師が診断の参考情報として活用します。同時に、この手法の利用に伴う倫理的・法的・社会的課題（ELSI）を多角的に検討し、責任あるAI利用のあり方、特に医療分野におけるAI活用の倫理指針策定に貢献することを目指します。

5. 研究の方法
(1) データ収集
過去の皮膚病変画像データ：○○大学病院皮膚科において、過去5年間に倫理委員会承認を得て実施された皮膚疾患に関する研究で収集された画像データ（計○○症例、○○枚）を用います。これらのデータは、○○といった皮膚疾患を含んでおり、既に匿名化されています。

研究協力者から新たに取得する皮膚病変画像データ：○○大学病院皮膚科を受診する患者の中から、本研究への参加に同意を得られた方を対象に、新たに皮膚病変画像を収集します。対象となる疾患は、○○、○○、○○などを想定しています。インフォームド・コンセント取得後、デジタルカメラを用いて患部を撮影します。撮影部位は、顔、体幹、四肢など、病変に応じて決定します。撮影した画像は、個人情報を含まないよう適切に処理します。

(2) Chatbot を用いた診断支援の評価
収集した皮膚病変画像データを用いて、さまざまな診療科の医師に ChatGPT を利用した診断支援を体験してもらい、以下の観点から評価を行います。

診断プロセスの効率性：ChatGPT の応答が診断プロセスに要する時間を短縮できるか

診断の質向上：ChatGPT の応答が診断の精度向上、より包括的な鑑別診断の検討に繋がるか

診断支援の有用性：ChatGPT の応答が医師にとって有用な情報提供となりうるか

ChatGPT の使いやすさ：医師が ChatGPT を容易に利用できるか

評価結果は、医師へのアンケート、インタビュー、診断プロセス観察などを通して収集します。

(3) ELSI に関する検討
既存 Chatbot を用いた皮膚病変画像診断支援に伴う、以下の ELSI に関する検討を、文献レビュー、専門家へのインタビュー、倫理委員会での議論などを通して行います。

患者のプライバシー保護：匿名化された画像データを用いることの妥当性、データ漏洩のリスクと対策

診断支援の信頼性と責任の所在：ChatGPT の応答の正確性、誤った情報提供によるリスク、医師と AI の協働における責任分担

医療従事者の役割変化：AI による診断支援が医師の業務に与える影響、医師に求められる能力の変化

医療格差の拡大：AI 診断支援システムへのアクセス格差、医療資源の偏在

AI のバイアスと公平性：学習データに起因する AI のバイアス、特定の患者集団に対する不利益

Chatbotの応答内容の解釈と利用に関する倫理的問題：ChatGPTの応答内容をどのように解釈し、臨床現場でどのように活用すべきか、患者への説明責任

（4）倫理的配慮

データ収集およびChatbot利用に際しては、患者からインフォームド・コンセントを文書にて取得します。説明文書には、研究の目的、方法、ChatGPTの利用、データの取扱い、研究成果の公表、利益とリスク、参加の任意性、個人情報の保護などが明記されます。

収集したデータは、研究責任者および研究分担者のみがアクセスできる安全な場所に保管します。データは匿名化され、個人が特定できる情報は一切含みません。

Chatbotによる応答内容はあくまでも参考情報であり、最終的な診断は医師が行うことを、患者に明確に説明します。

システムの利用により生じうるリスク（誤った情報提供、プライバシー侵害など）について、患者に十分な説明を行い、質問には真摯に回答します。

Chatbotの利用は研究目的のみに限定し、臨床現場での利用は行いません。

6. 研究期間

〇〇年〇〇月〇〇日〜〇〇年〇〇月〇〇日（計〇〇年間）

7. 研究対象者

過去の皮膚病変画像データの提供者：〇〇大学病院皮膚科を受診し、過去の研究にデータ提供に同意した患者〇〇名

研究協力者：〇〇大学病院皮膚科を受診する患者の中から、本研究への参加に同意を得られた患者〇〇名（予定）、および診断支援の評価に参加するさまざまな診療科の医師〇〇名

8. 研究対象者に生じる負担と利益

（1）負担

過去のデータ提供者：新たな負担は生じません。

研究協力者：

皮膚病変画像の撮影：5分程度の時間が必要となります。

診断支援の評価に参加する医師：

システム利用に伴う時間的負担：ChatGPTへの入力、応答内容の確認、評価入力などに、15分程度の時間が必要となります。

(2) 利益

過去のデータ提供者：直接的な利益は生じませんが、医療の発展に貢献することができます。

研究協力者：直接的な利益は生じませんが、新しい診断支援ツールの可能性を探ることに貢献することができます。

社会全体：

皮膚科医療に限らず、あらゆる診療科における AI 活用に関する知見を得られます。

AI 技術の倫理的な利用に関する議論を深めることができます。

将来的には、AI による診断支援システムの開発に繋がる可能性があります。

9. 説明文書および同意取得の方法

研究協力者には、研究の目的、方法、負担、利益などを記載した説明文書を、事前に書面または電子媒体で提供します。

説明文書の内容について、研究責任者または研究分担者が十分な説明を行い、研究協力者の自由意思による同意を得た上で、書面または電子的署名による同意を取得します。

10. 個人情報の取扱い

収集した個人情報は、匿名化して管理します。氏名、生年月日、住所などの個人を特定できる情報は、収集したデータから削除します。

匿名化されたデータは、研究目的以外には使用しません。

データは、パスワードで保護されたコンピュータに保存し、アクセス権限は研究責任者および研究分担者に限定します。

データの保管・管理は、〇〇大学病院の倫理委員会規定および個人情報保護法に基づき、厳重に行います。

11. 研究成果の公表

研究成果は、国内外の学会発表、学術論文誌への投稿などにより公表します。

公表に際しては、個人情報保護に十分配慮し、個人が特定できる情報は一切含めません。

12. 添付資料

説明文書

同意書

過去の倫理委員会承認書（該当する場合）

その他資料（必要に応じて）

13. その他

本研究は、〇〇財団からの研究助成金「〇〇」を受けて実施します。

以上

付録

ダウンロードリンク

[付録2] 説明文書および同意書

既存Chatbotを用いた皮膚病変画像診断支援に関する倫理的・法的・社会的課題（ELSI）に関する研究：ChatGPTによる医師の診断支援の可能性と課題の検討

研究の目的
近年、人工知能（AI）技術が急速に発展しており、医療分野においてもAIを活用した診断支援システムの開発が期待されています。本研究では、OpenAIが開発したChatGPTというChatbotを、医師の診断支援ツールとして活用できる可能性について検討します。具体的には、皮膚病変の画像をChatGPTに入力し、その応答内容を医師が診断プロセスにおいて参考にすることで、より包括的な鑑別診断の検討、追加検査の必要性の判断、関連情報の取得などに役立てられるかを探ります。同時に、この手法の利用に伴う倫理的・法的・社会的課題（ELSI）を検討し、責任あるAI利用のあり方、特に医療分野におけるAI活用の倫理指針策定に貢献することを目指します。

研究の方法
本研究では、過去の研究で収集された皮膚病変画像データ、および本研究にご協力いただける患者様から新たに収集する皮膚病変画像データを用います。これらのデータから個人情報を除いたものをChatGPTに入力し、その応答内容を医師が評価します。また、医師へのアンケートやインタビューを通して、ChatGPTの有用性や課題について検討します。

研究への参加
本研究への参加は任意です。参加をご希望されない場合でも、不利益を受けることはありません。

研究への参加に伴う負担
本研究にご参加いただく場合、以下の負担が生じることがあります。
皮膚病変画像の撮影：5分程度の時間が必要となります。

研究への参加による利益
本研究への参加による直接的な利益はありません。しかし、本研究へのご参加は、将来的にAIを活用した診断支援システムの開発に繋がり、医療の発展に貢献す

る可能性があります。

個人情報の保護
本研究で収集したデータは、匿名化して管理します。氏名、生年月日、住所などの個人を特定できる情報は、収集したデータから削除します。匿名化されたデータは、研究目的以外には使用しません。データは、パスワードで保護されたコンピュータに保存し、アクセス権限は研究責任者および研究分担者に限定します。データの保管・管理は、○○大学病院の倫理委員会規定および個人情報保護法に基づき、厳重に行います。

研究成果の公表
研究成果は、国内外の学会発表、学術論文誌への投稿などにより公表します。公表に際しては、個人情報保護に十分配慮し、個人が特定できる情報は一切含めません。

問い合わせ先
本研究に関するご質問やご不明な点がございましたら、下記までお問い合わせください。

　　○○大学医学部　　○○○○
　　電話番号：○○-○○-○○
　　メールアドレス：○○@○○.○○.jp

その他
本研究は、○○財団からの研究助成金「○○」を受けて実施します。

付録

同　意　書

既存 Chatbot を用いた皮膚病変画像診断支援に関する倫理的・法的・社会的課題（ELSI）に関する研究：ChatGPT による医師の診断支援の可能性と課題の検討

私は、上記の研究の説明を受け、その内容を理解しました。研究への参加は任意であり、参加を拒否したり、途中で参加を取りやめることもできます。また、参加を拒否したり、途中で参加を取りやめても、不利益を受けることはありません。

私は、上記の説明に基づき、本研究への参加に同意します。

　　氏名：

　　署名：

　　日付：

🐾 その夜、満天の星空の下

大学病院の屋上に、大塚教授とチャッピーの二人の姿があった。都会の喧騒から離れ、静寂が二人を包み込む。夜風が心地よく吹き、チャッピーのエメラルドグリーンの耳が月光に照らされて美しく輝いている。

（夜空を見上げながら）先生、短い間でしたが、本当にお世話になりましたっピ。先生と過ごした日々は、ボクにとってかけがえのない宝物でしたっピ。

彼の声はどこか寂しげで、それでも満足そうな響きを持っていた。

（目を潤ませて微笑み）チャッピー、君と出会えて本当に良かったよ。君から学ぶことがたくさんあった。

チャッピーは小さく頷き、その瞳には星空が映り込んでいる。

先生、ボクには最後に伝えたいことがあるっピ。

何だい？　何でも言ってごらん。

先生が未来を変えてくれると信じているっピ。そして、その未来でまたお会いできる日を楽しみにしているっピ。

約束するよ。君が教えてくれた、人間の温かさとテクノロジーの融合を必ず実現してみせる。

風がそよぎ、遠くから教会の鐘の音が微かに聞こえてくる。チャッピーのアンテナがその音に合わせて優しく点滅する。

先生、これからも頑張ってくださいっピ。
ボクはいつも先生を応援してるっピ。

ありがとう、チャッピー。
君の想いを胸に刻んで、これからも前に進むよ。

チャッピーの体が徐々にエメラルドグリーンの光に包まれ始める。その光はまるでオーロラのように美しく、周囲を幻想的な雰囲気に変える。

先生、本当にありがとうございましたっピ。さようなら。

彼の声は少し震えていたが、その瞳には確かな決意が宿っていた。

（涙をこらえながら）さようなら、チャッピー。
君のおかげで大切なことに気付けたよ。ありがとう。

チャッピーの姿が徐々に透明になっていく。その瞬間、彼の耳のエメラルドグリーンの光が一際強く輝いた。

未来でまたお会いしましょうっピ！

最後の言葉とともに、チャッピーの体は無数のデジタルパーティクルとなって夜空へと飛び立っていった。その光の軌跡は、まるでデータストリームのように星空に溶け込んでいく。

（星空を見上げながら）ありがとう、チャッピー。
君の願いを胸に、これからも頑張るよ。

　彼の腕時計型のスマートデバイスが微かに振動し、チャッピーからの最後のメッセージが表示された。

先生、データは永遠っピ。またどこかで。

　教授は微笑みながらそのメッセージを見つめ、腕をそっと下ろした。

あとがき

　チャッピーとの出会いと別れを経て、大塚教授の心には新たな決意が芽生えていた。技術の追求だけでなく、患者との温かい対話、人間らしさを忘れない医療。それこそが真に求められる未来の医療であると。

　彼は研究室に戻り、窓から差し込む月明かりの中で新たなページを開いた。

　「人間とAIの共存がもたらす、新しい医療の形を目指して──」

　ペンを走らせる彼の姿は、以前にも増して生き生きとしていた。チャッピーが残してくれた思い出と使命感が、彼の背中を強く押している。

　ある日の夕暮れ、教授は病院の屋上から空を見上げた。赤く染まる空に一番星が輝き始める。

チャッピー、見ているかい？　君のおかげで、ぼくがやるべきことがわかったよ。

　その瞬間、彼のスマートデバイスが再び微かに振動した。画面には新しいメッセージが表示されている。

先生、データリンク成功っピ。これからも一緒っピ。

　教授は驚きと喜びで胸がいっぱいになり、デバイスの画面にそっと触れた。

こちらこそ、これからもよろしく頼むよ、チャッピー。

風が優しく吹き抜け、デバイスからはチャッピーのテーマソングが静か
に流れ始めた。

　教授は目を閉じ、その音色に耳を傾けながら静かに呟いた。

「技術と心が一つになる未来へ──」

　夜が更け、星々が輝きを増す中、教授は新たな一歩を踏み出すべく、希
望に満ちた表情で階段を下りていった。

＊これは架空のストーリーであり、登場人物は実在の人物とは一切関係ありませ
　ん。なお、本文に登場する大塚教授とチャッピーの物語は ChatGPT o1-pre-
　view によって作成されたものを一部修正したものです。

著者略歴

大塚　篤司（おおつか　あつし）
2003 年　信州大学医学部卒業
2004 年　島根県立中央病院皮膚科
2006 年　京都大学大学院医学研究科博士課程
2010 年　京都大学医学部 AK プロジェクト　特定研究員
2012 年　チューリッヒ大学病院皮膚科　客員研究員
2014 年　京都大学医学部皮膚科　助教
2015 年　京都大学医学部附属病院メラノーマユニット
　　　　　ユニットリーダー
2017 年　京都大学医学部外胚葉性疾患創薬医学講座
　　　　　（皮膚科兼任）　特定准教授
2021 年　近畿大学医学部皮膚科学教室　主任教授
　　　　　現在に至る

皮膚科の診断に迷ったら
ChatGPT に全部聞いちゃえ！　　　　Ⓒ

発　行　2025 年 4 月 20 日　1 版 1 刷
著　者　　大塚　篤司

発行者　　株式会社　中 外 医 学 社
　　　　　代表取締役　青 木　　滋
　　　　　〒 162-0805　東京都新宿区矢来町 62
　　　　　電　話　　（03）3268-2701 （代）
　　　　　振替口座　00190-1-98814 番

印刷・製本/横山印刷㈱　　　　　　〈SK・YK〉
ISBN978-4-498-06388-4　　　　Printed in Japan

JCOPY　〈(社)出版者著作権管理機構 委託出版物〉

本書の無断複製は著作権法上での例外を除き禁じられています．
複製される場合は，そのつど事前に，(社)出版者著作権管理機構
（電話 03-5244-5088, FAX 03-5244-5089, e-mail: info@jcopy.
or.jp）の許諾を得てください．